N. Gerdes · W. H. Jäckel · H. Weidemann (Hrsg.) ■ **PROTOS-II**

Nikolaus Gerdes
Wilfried H. Jäckel
Hermann Weidemann
Herausgeber

PROTOS-II

Evaluation der
Einführung von Fallpauschalen
in den kardiologischen und
orthopädischen Rehabilitationskliniken
der Wittgensteiner Kliniken Allianz

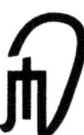 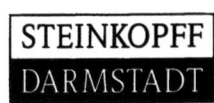

Hochrhein-Institut für Rehabilitationsforschung e.V.
Department für Epidemiologie und Sozialmedizin
79713 Bad Säckingen
Abteilung für Qualitätsmanagement und Sozialmedizin
Universitätsklinikum Freiburg
Wissenschaftliche Leitung: Prof. Dr. med. Wilfried H. Jäckel
Projektleitung: Dr. Nikolaus Gerdes

Koordinationsbüro Forschung
Wittgensteiner Kliniken Allianz
79189 Bad Krozingen
Wissenschaftliche Leitung: Prof. Dr. med. Hermann Weidemann
Forschungsförderung: Dr. h.c. Hans-Hermann Leimbach

Institut für Gesundheitsökonomik München
Nixenweg 2b
81739 München
Leitung: Prof. Dr. G. Neubauer

ISBN 978-3-7985-1241-2   ISBN 978-3-642-47713-3 (eBook)
DOI 10.1007/978-3-642-47713-3

Die Deutsche Bibliothek – CIP-Einheitsaufnahme
Ein Titeldatensatz für diese Publikation ist bei
Der Deutschen Bibliothek erhältlich

Dieses Werk ist urheberrechtlich geschützt. Die dadurch begründeten Rechte, insbesondere die der Übersetzung, des Nachdrucks, des Vortrags, der Entnahme von Abbildungen und Tabellen, der Funksendung, der Mikroverfilmung oder der Vervielfältigung auf anderen Wegen und der Speicherung in Datenverarbeitungsanlagen, bleiben, auch bei nur auszugsweiser Verwertung, vorbehalten. Eine Vervielfältigung dieses Werkes oder von Teilen dieses Werkes ist auch im Einzelfall nur in den Grenzen der gesetzlichen Bestimmungen des Urheberrechtsgesetzes der Bundesrepublik Deutschland vom 9. September 1965 in der jeweils geltenden Fassung zulässig. Sie ist grundsätzlich vergütungspflichtig. Zuwiderhandlungen unterliegen den Strafbestimmungen des Urheberrechtsgesetzes.

Steinkopff Verlag ist ein Unternehmen der Fachverlagsgruppe BertelsmannSpringer
© Steinkopff Verlag Darmstadt 2000

Die Wiedergabe von Gebrauchsnamen, Handelsnamen, Warenbezeichnungen usw. in diesem Werk berechtigt auch ohne besondere Kennzeichnung nicht zu der Annahme, daß solche Namen im Sinne der Warenzeichen- und Markenschutz-Gesetzgebung als frei zu betrachten wären und daher von jedermann benutzt werden dürften.

Produkthaftung: Für Angaben über Dosierungsanweisungen und Applikationsformen kann vom Verlag keine Gewähr übernommen werden. Derartige Angaben müssen vom jeweiligen Anwender im Einzelfall anhand anderer Literaturstellen auf ihre Richtigkeit überprüft werden.

Verlagsredaktion: Sabine Ibkendanz – Herstellung: Heinz J. Schäfer
Umschlaggestaltung: Erich Kirchner, Heidelberg
Gesamtherstellung: Zechner® Datenservice und Druck, Speyer
Gedruckt auf säurefreiem Papier

Inhaltsverzeichnis

1. **Zusammenfassung** 1
   (N. Gerdes, W. H. Jäckel, H. Weidemann)
2. **Methodik** 3
   (N. Gerdes, W. H. Jäckel, H. Weidemann)
   2.1 Patientenfragebogen IRES 4
   2.2 Arztbogen 6
   2.3 Fallzahlen 7
   2.4 Zur Methodik von Klinikvergleichen 7
3. **Ergebnisse I:**
   (N. Gerdes)
   Der „individuelle Belastungsscore" als Leitparameter 11
4. **Ergebnisse II:**
   (N. Gerdes, C. Halhuber, K. Undeutsch, S. Jost, H. H. Hortebusch, Ch. Kammerlander)
   Kardiologische Kliniken 13
   4.1 Diagnosestruktur und Altersverteilung 13
   4.2 Ergebnisse in der Gesamtstichprobe „Kardiologie" 15
   4.3 Klinikspezifische Auswertungen „Kardiologie" 19
5. **Ergebnisse III:**
   (N. Gerdes, S. Best, M. Wolf)
   Orthopädische Kliniken 25
   5.1 Diagnosestruktur und Altersverteilung 25
   5.2 Ergebnisse in der Gesamtstichprobe „Orthopädie" 27
   5.3 Klinikspezifische Auswertungen „Orthopädie" 31
Literaturverzeichnis 35
6. **Gesundheitsökonomische Evaluation** 36
   (G. Neubauer, R. Nowy)
   6.1 Ergebnisse der gesundheitsökonomischen Begleitforschung 36
   6.2 Bildung von Schweregraden 38
   6.3 Entwicklung der Preise der Rehabilitationsfallpauschalen seit Projektbeginn 39
   6.4 Zusammenfassung der Ergebnisse 40
   6.5 Ausblick 41
Literaturverzeichnis 41

Studienkliniken

Klinik und Ort	Ärztliche Leitung	Studienbetreuung
Kardiologie		
Herz-Kreislauf-Klinik Bad Berleburg	Dr. med. C. Halhuber Dr. med. K. Undeutsch	Dipl.-Soz. M. Broer
Baumrain-Klinik Bad Berleburg	Dr. med. H. H. Hortebusch	H. Stahlschmid Th. Hoffmann
Theresienklinik Bad Krozingen	PD. Dr. med. S. Jost	A. Wetzel
Klinik am Stiftsberg Bad Grönenbach	Dr. med. Ch. Kammerlander	
Orthopädie		
Theresienklinik Bad Krozingen	Dr. med. S. Best	C. Maas
Baumrain Klinik Bad Berleburg	Dr. med. M. Wolf	R. Holler P. Breuer

1. ZUSAMMENFASSUNG

In einem Modellprojekt hat die Wittgensteiner Kliniken-Allianz (WKA) in Zusammenarbeit mit drei großen Ersatzkassen (BEK, DAK, TKK) zu Beginn des Jahres 1998 für die AHB-Maßnahmen in vier kardiologischen und zwei orthopädischen Reha-Kliniken eine Abrechnungsform erprobt, in der statt Tagespflegesätzen sog. "Fallpauschalen" für definierte "Rehabilitationsbehandlungsgruppen" (RBG) eingesetzt wurden.

Für die kardiologischen AHB-Maßnahmen wurden fünf Diagnosegruppen (Bypass-OP, Klappen-OP, PTCA, Myokardinfarkt und Kardiomyopathie) mit jeweils zwei Schweregraden definiert. Zusammen mit einer "Restgruppe" ergaben sich so 11 RBG, für die jeweils eine "Soll-Dauer" und eine entsprechende Pauschalvergütung festgelegt wurde. Im orthopädischen Bereich wurden zwei Diagnosen (Hüft-TEP, Knie-TEP) mit jeweils drei Schweregraden und zwei Diagnosen (Bandscheiben-OP, Amputation untere Extremität) mit jeweils zwei Schweregraden sowie eine "Restgruppe" definiert, so daß sich auch hier 11 RBG ergaben.

Das Projekt wurde hinsichtlich der ökonomischen Aspekte vom Institut für Gesundheitsökonomik in München (vgl. Neubauer & Nowy 1999) und hinsichtlich der Ergebnisqualität vom Hochrhein-Institut in Bad Säckingen wissenschaftlich begleitet.

Fallpauschalen bieten u.a. den Vorteil, daß die Kliniken die Verweildauer ihrer AHB-Patienten selbständig an die individuellen Problemlagen und Rehabilitationsziele der einzelnen Patienten anpassen können. Sie enthalten aber auch die implizite Aufforderung, die Aufenthaltsdauer möglichst niedrig zu halten, um bei einem gegebenen Pauschalpreis die Kosten senken und so die Betriebsergebnisse verbessern zu können. Fallpauschalen stehen damit immer in der Gefahr, indirekt zu einer Verringerung der Leistungen anzuregen, die früher oder später zu einem Qualitätsverlust für die Patienten zu führen droht (Evans et al. 1990). Aus diesem Grunde sollte in der wissenschaftlichen Begleitung des Modells geprüft werden, ob sich die Ergebnisqualität der AHB-Maßnahmen nach der Einführung von Fallpauschalen gegenüber dem Zeitraum zuvor verändert hat.

Der Begleitforschung kam bei dieser Aufgabe der Umstand zugute, daß in den Jahren 1996/97 - also noch vor der Einführung von Fallpauschalen - in den betreffenden Kliniken die sog. "PROTOS-Studie" durchgeführt worden war, in der patienten- und arztseitige Daten zur Prüfung der Ergebnisqualität zu Beginn und am Ende der Reha-Maßnahmen sowie patientenseitig auch nach 6 und 12 Monaten erhoben worden waren (vgl. Gerdes, Weidemann und Jäckel 2000). Diese Studie wird im Folgenden als „PROTOS-I" bezeichnet. Bei der Evaluation der Einführung von Fallpauschalen ("PROTOS II") wurden die gleichen Instrumente wie in der PROTOS-I–Studie eingesetzt, so daß die Ergebnisse zwischen beiden Erhebungen direkt miteinander verglichen werden können.

In den Kliniken wurden die Datenerhebungen zu PROTOS-II Ende des Jahres 1998 begonnen und im Sommer 1999 abgeschlossen. Die postalische Nachbefragung der Patienten sechs Monate nach Reha-Ende wurde im Februar 2000 abgeschlossen. Auf eine Nachbefragung 12 Monate nach Reha-Ende ist verzichtet worden, weil sich in der PROTOS-I Studie gezeigt hatte, dass die 6-Monats-Ergebnisse mit einer nur leichten Abschwächung auch nach 12 Monaten stabil bleiben.

Die Auswertungen der ökonomischen Begleitforschung zeigen, daß sich die Aufenthaltsdauer in beiden Indikationsgruppen tatsächlich etwas verringert hat (vgl. Neubauer & Nowy 1999). Dies dürfte vor allem darauf zurückzuführen sein, daß Verlängerungen nicht uniform um 7 oder 14 Tage vorgenommen werden mußten, sondern je nach Bedarf der Patienten z.B. auch 4 oder 11 Tage betragen konnten.

In den folgenden Analysen ist geprüft worden, ob sich die Ergebnisqualität der durchgeführten Rehabilitationsmaßnahmen nach der Einführung von Fallpauschalen gegenüber der Zeit zuvor verändert hat. Dem Vergleich der Daten aus den beiden Erhebungen ist allerdings vorauszuschicken, dass die Einführung von Fallpauschalen nicht der einzige Faktor war, der sich zwischen den beiden Erhebungen verändert hat. Die Auswirkungen des „Wachstumsförderungs- und Beschäftigungsgesetzes" von 1996 haben 1997 und 1998 zu einem massiven Rückgang der Anträge auf Rehabilitationsleistungen und in vielen Kliniken zu ernsthaften Belegungsproblemen geführt, die durch Rationalisierungsmaßnahmen im Personalbereich nur teilweise aufgefangen werden konnten. Nach Auskünften aus vielen Kliniken hat die Arbeitsbelastung des ärztlichen und therapeutischen Personals in dieser Zeit deutlich zugenommen, und häufig wird befürchtet, dass dabei vor allem die psychosoziale Betreuung der Patienten zu kurz käme.

Von dieser „Krise der Rehabilitation" sind auch die Kliniken der PROTOS-II–Studie nicht verschont geblieben, so dass sich im Zeitraum zwischen den beiden Studien nicht nur der Abrechnungsmodus, sondern auch die Arbeitssituation innerhalb der Kliniken ganz entscheidend verändert hat. In methodischer Hinsicht entsteht dadurch insofern ein gewisses Problem, als Unterschiede, die sich eventuell in der Ergebnisqualität zwischen beiden Studien zeigen, nicht eindeutig auf den neuen Abrechnungsmodus zurückgeführt werden können, sondern möglicherweise auch durch systematische Veränderungen im internen und externen Umfeld der Kliniken oder der Patienten ausgelöst wurden. Insofern werden die Studienergebnisse auch Hinweise darauf liefern, wie in den beteiligten Kliniken die „Krise der Rehabilitation" bewältigt werden konnte.

Die Ergebnisqualität hat – trotz der erschwerten Rahmenbedingungen – von den neuen Handlungsspielräumen, die sich mit der Einführung von Fallpauschalen eröffnen, eher profitiert als darunter gelitten: Wie die Auswertungen auf den folgenden Seiten im Detail zeigen werden, ist die Einführung von Fallpauschalen nicht mit einer Verschlechterung, sondern der Tendenz nach eher mit einer leichten Verbesserung der Ergebnisqualität in den beteiligten Kliniken einhergegangen.

Eine begleitende Qualitätssicherung vorausgesetzt, könnte die Einführung von Fallpauschalen in der Rehabilitation damit zu einer bedarfsgerechten Flexibilisierung der Aufenthaltsdauer beitragen, den Gestaltungsspielraum der Kliniken vergrößern und die Planungssicherheit sowohl für die Kliniken als auch für die Leistungsträger erhöhen.

2. METHODIK

In der Abbildung 1 ist die zentrale Fragestellung der Studie noch einmal zusammengefaßt:

Abb. 1: Leitfrage der PROTOS-II-Studie

> Hat sich die Ergebnisqualität der Reha-Maßnahmen
> nach Einführung der Fallpauschalen
> (PROTOS-II 1998/99)
> verändert gegenüber der Zeit
> vor Einführung der Fallpauschalen
> (PROTOS-I 1996/97)
> ?

Als Datenquellen zur Beantwortung der Leitfrage wurden in PROTOS-II die gleichen Messinstrumente eingesetzt wie in PROTOS-I. Lediglich der Arztbogen war insofern etwas verändert worden, als die 11 kardiologischen und 11 orthopädischen Fallgruppen als Kategorien zum Ankreuzen neu aufgenommen wurden. In der Abbildung 2 sind die Datenquellen und Meßzeitpunkte zusammenfassend dargestellt.

Abb. 2: Grundzüge des Studiendesigns

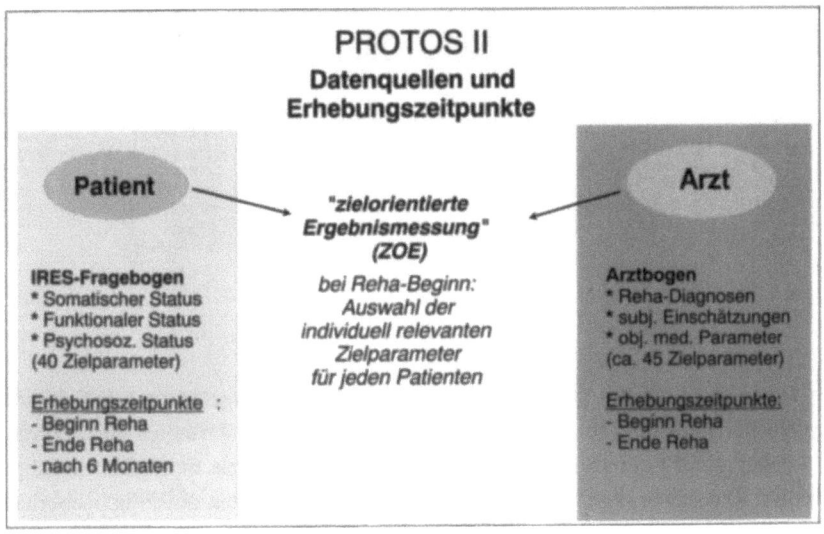

Für beide Datenquellen wurde - ebenso wie in PROTOS-I - die sog. „zielorientierte Ergebnismessung" (ZOE) eingesetzt. Die methodischen Gründe für dieses Verfahren sind in der Monographie über die PROTOS-I–Studie ausführlich erläutert worden (Gerdes, Weidemann und Jäckel 2000, S. 19 ff.). Das ZOE-Verfahren besteht darin, dass zu Beginn der Rehabilitation sowohl im Arztbogen als auch für den Patientenfragebogen aus der Fülle der vorgegebenen Ergebnisparameter diejenigen ausgewählt werden, die als individuell relevante Therapieziele gelten sollen. Bei der Auswertung für einen bestimmten Parameter werden dann nur diejenigen Patienten einbezogen, für die der betreffende Parameter eingangs als Therapieziel ausgewählt worden war. Auf diese Weise wird das Problem einer „Redundanz der Daten" und der damit verbundenen „Nivellierung der Effekte" vermieden (ebd.) und gleichzeitig die Ausrichtung der Reha-Maßnahmen auf individuelle Therapieziele verstärkt.

2.1 IRES-Fragebogen

Der Patientenfragebogen „Indikatoren des Reha-Status - IRES" erfragt mit 160 Einzelfragen Angaben zum somatischen, funktionalen und psychosozialen Status der Patienten. Die inhaltliche Struktur des IRES mit seinen drei Dimensionen, sechs Unterdimensionen und 31 Einzelskalen ist in der Abbildung 3 aufgeführt:

Abb. 3:   Inhaltliche Struktur des IRES-Fragebogens

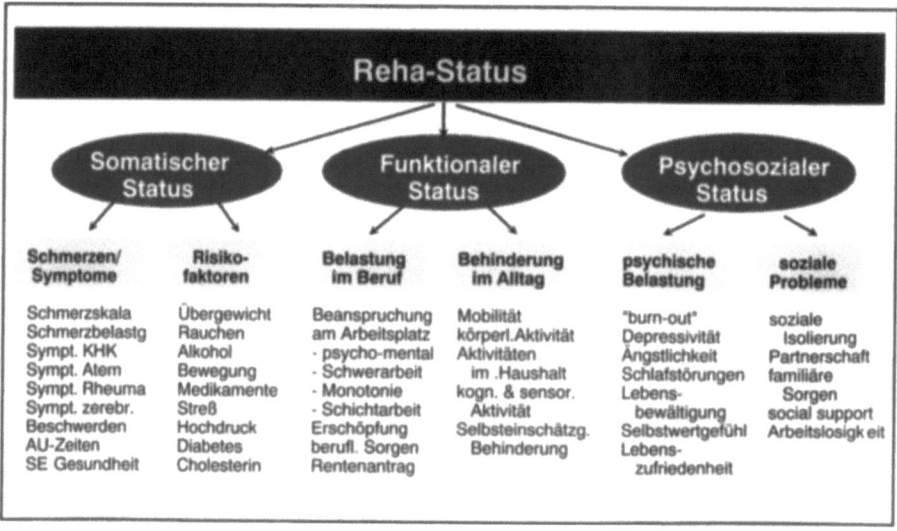

Über einen Vergleich mit der entsprechenden Alters- und Geschlechtsgruppe können die Angaben der Patienten zu den einzelnen Skalen und Summenscores computergestützt den Schweregraden „unauffällig" (unterhalb des 75. Perzentils in der Normstichprobe), „auffällig" (zwischen dem 75. und 90. Perzentil) oder „extrem auffällig" (oberhalb des 90. Perzentils) zugeordnet werden. Für die zielorientierte Ergebnismessung wird in den Kliniken ein sog. „Patientenprofil" ausgedruckt, in dem zu Beginn der Rehabilitation

Kap. 2: Methodik - 5 -

von Arzt und Patient gemeinsam die individuell relevanten Therapieziele markiert werden. In der Abbildung 4 ist ein Beispiel für ein solches Patientenprofil wiedergegeben.

Abb. 4: IRES-Patientenprofil

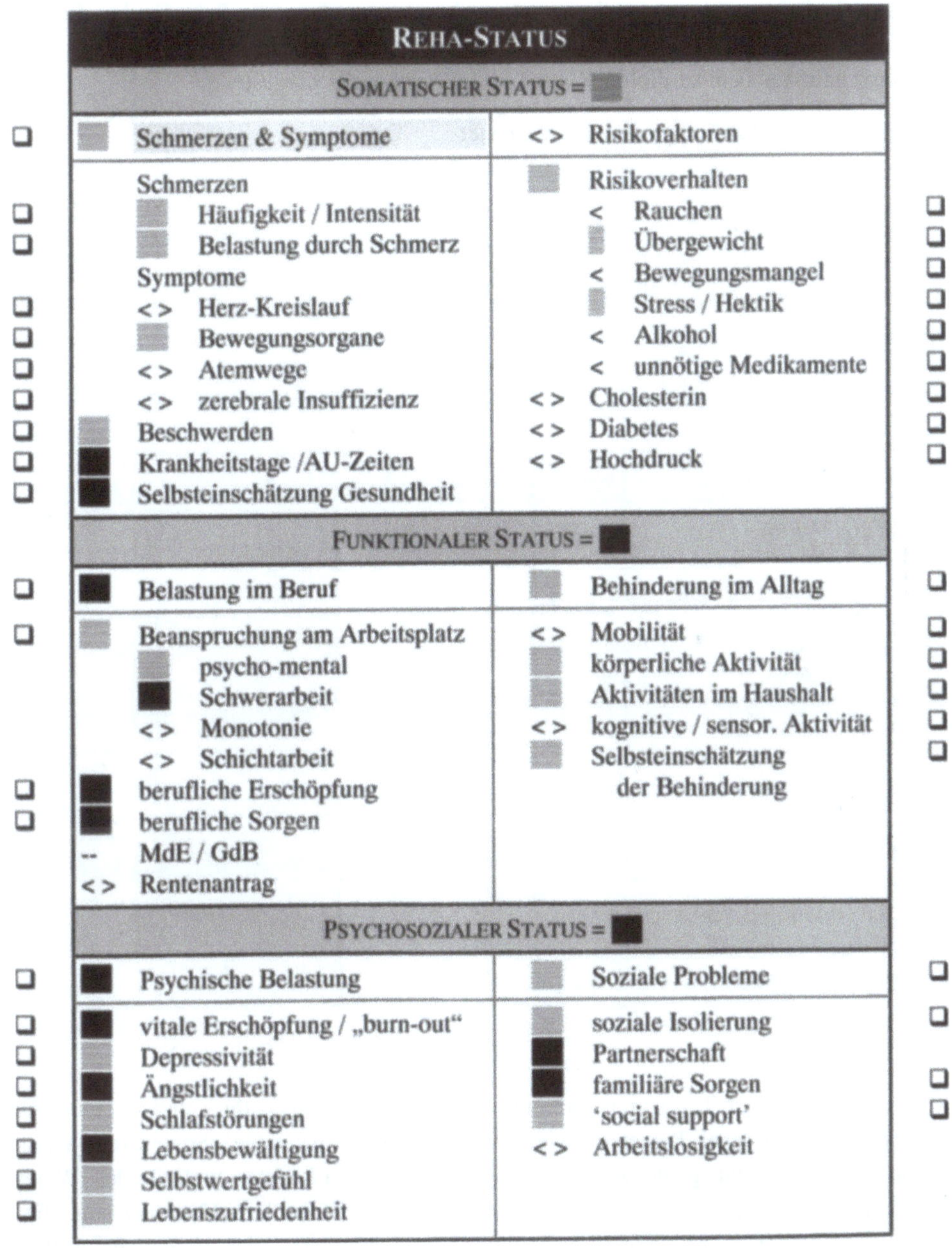

REHA-STATUS	
SOMATISCHER STATUS = ▪	
▪ Schmerzen & Symptome	< > Risikofaktoren
Schmerzen	▪ Risikoverhalten
▪ Häufigkeit / Intensität	< Rauchen
▪ Belastung durch Schmerz	▪ Übergewicht
Symptome	< Bewegungsmangel
< > Herz-Kreislauf	▪ Stress / Hektik
▪ Bewegungsorgane	< Alkohol
< > Atemwege	< unnötige Medikamente
< > zerebrale Insuffizienz	< > Cholesterin
▪ Beschwerden	< > Diabetes
▪ Krankheitstage /AU-Zeiten	< > Hochdruck
▪ Selbsteinschätzung Gesundheit	
FUNKTIONALER STATUS = ▪	
▪ Belastung im Beruf	▪ Behinderung im Alltag
▪ Beanspruchung am Arbeitsplatz	< > Mobilität
▪ psycho-mental	▪ körperliche Aktivität
▪ Schwerarbeit	▪ Aktivitäten im Haushalt
< > Monotonie	< > kognitive / sensor. Aktivität
< > Schichtarbeit	▪ Selbsteinschätzung
▪ berufliche Erschöpfung	der Behinderung
▪ berufliche Sorgen	
-- MdE / GdB	
< > Rentenantrag	
PSYCHOSOZIALER STATUS = ▪	
▪ Psychische Belastung	▪ Soziale Probleme
▪ vitale Erschöpfung / „burn-out"	▪ soziale Isolierung
▪ Depressivität	▪ Partnerschaft
▪ Ängstlichkeit	▪ familiäre Sorgen
▪ Schlafstörungen	▪ 'social support'
▪ Lebensbewältigung	< > Arbeitslosigkeit
▪ Selbstwertgefühl	
▪ Lebenszufriedenheit	

Legende:
< > „unauffällig"   (unterhalb des 75. Perzentils in der Normstichprobe)
▪   „auffällig"   (zwischen 75. und 90. Perzentil in der Normstichprobe)
▪   „extrem auffällig"   (oberhalb des 90. Perzentils in der Normstichprobe)

2.2 Arztbogen

Der Arztbogen war für die kardiologischen und orthopädischen Kliniken identisch und umfaßte neben den Angaben zu den Reha-Diagnosen und ihren Schweregraden Listen kardiologischer und orthopädischer Therapieziele, aus denen zu Reha-Beginn die individuell relevanten Parameter ausgewählt wurden. Zur Illustration ist in Abbildung 5 ein Ausschnitt aus dem kardiologischen Teil des Arztbogens dargestellt:

<u>Abb. 5:</u>   kardiologische Zielparameter

Ziel? ✓	Parameter	Einheit	Aufnahme- Untersuchung aktueller Meßwert	angestrebter Zielwert	Abschluß- untersuchung Meßwert
			krankheitsspezifische Parameter		
18 ☐	max. symptomlimitierte Leistung	Watt			
19 ☐	Trainings-Leistung	Watt			
20 ☐	Blutdruck	mmHg			
21 ☐	Gesamt-Cholesterin	mg %			
22 ☐	LDL-Cholesterin	mg %			
23 ☐	Gewicht	kg			
24 ☐	Rauchen: Zig./Tag	Zahl			
25 ☐	Belastungsdyspnoe	NRS	1 2 3 4 5 6	1 2 3 4 5 6	1 2 3 4 5 6
26 ☐	Angina pectoris	NRS	1 2 3 4 5 6	1 2 3 4 5 6	1 2 3 4 5 6
27 ☐	Herzrhythmus-Störung	NRS	1 2 3 4 5 6	1 2 3 4 5 6	1 2 3 4 5 6
28 ☐	Gehstrecke	Meter			

Im orthopädischen Teil waren getrennte Abschnitte für Dorsopathien und zwei Gelenke vorgesehen, in denen Parameter wie Beweglichkeit (Winkelmaße), Schmerzen, Stabilität und Muskelkraft gemessen bzw. eingeschätzt werden konnten (vgl. Gerdes, Weidemann und Jäckel, a.a.O., Anhang 2). Zusätzlich waren für beide Indikationen sog. „freie Parameter" vorgegeben, die je nach Bedarf für Laborwerte oder zusätzliche Arzteinschätzungen benutzt werden konnten.

2.3 Fallzahlen

Bei der Studienplanung zu PROTOS-II war den Kliniken vorgegeben worden, ca. 150 AHB-Patienten in die Studie einzubringen. Mit dieser Fallzahl können im t-Test geringe Wirksamkeitsunterschiede (in der Größenordnung von 0.3 Effektstärken) mit einer Wahrscheinlichkeit von 80% auf dem 5%-Signifikanzniveau auch für die einzelnen Kliniken nachgewiesen werden (ermittelt mit dem Programm „GPOWER" von Faul & Erdfelder 1992).

In der Tab. 1 sind Fallzahlen und AHB-Anteil für PROTOS-I und PROTOS-II in den beiden Indikationsgebieten aufgeführt. Dabei sind nur die Patienten mit vollständigen Angaben zu allen drei Erhebungszeitpunkten berücksichtigt. Die Zahl der vorhandenen Arztbögen ist z.T. deutlich höher als die hier angegebenen Fallzahlen, die durch Datenausfälle vor allem bei der 6-Monats-Nachbefragung beeinflußt sind.

Tab. 1 Fallzahlen

	PROTOS-I		PROTOS-II	
	Fallzahl	AHB-Anteil	Fallzahl	AHB-Anteil
Kardiologie	1.078	ca. 65%	492	ca. 80%
Orthopädie	552	ca. 60%	241	ca. 80%

Mit einer Anzahl von ca. 120 - 130 Fällen mit vollständigen Angaben pro Klinik reicht die Datenbasis aus, um auch auf Klinikebene aussagekräftige Vergleiche zwischen den beiden Erhebungen vorzunehmen.

Die Kliniken werden in den folgenden Auswertungen und Abbildungen nur mit ihrer ID-Nr. innerhalb der Studie aufgeführt. Eine De-Anonymisierung ist nur mit Zustimmung der betreffenden Klinik möglich.

2.4 Zur Methodik von Klinikvergleichen

In methodischer Hinsicht handelt es sich bei dieser Studie im Grunde um Klinikvergleiche - nur dass nicht verschiedene Kliniken miteinander, sondern mit sich selbst zu verschiedenen Zeitpunkten verglichen werden. Bei der Vielzahl der Ergebnisparameter, die erforderlich sind, um die Mehrdimensionalität der Rehabilitationsziele abzubilden, kann bei Klinikvergleichen leicht die Situation entstehen, dass die Studienresultate zu keiner eindeutigen Aussage kommen, weil eine bestimmte Klinik auf einigen Parametern besser, auf anderen aber schlechter abschneidet als eine oder mehrere andere Kliniken, so dass man nicht beurteilen kann, ob sie „insgesamt" eigentlich besser, gleich gut oder schlechter ist als die anderen. Dies ist eine Situation, die für alle Beteiligten unbefriedigend ist, und wir haben deshalb nach einem „Leitparameter" gesucht, an dem eine vergleichende Evaluation festgemacht werden kann.

Ein solcher Leitparameter, der dann letztlich über „top oder flop" entscheidet, muss bestimmte methodische Anforderungen erfüllen:
- Er sollte aussagekräftig sein für die zentrale Zielsetzung der Rehabilitation. In den Kategorien der ICIDH-2 (vgl. WHO 1997) ausgedrückt, besteht diese Zielsetzung darin, dass Menschen, die mit chronischen Krankheiten und bleibenden Gesundheitsschäden („*impairments*") sowie deren funktionalen und psychosozialen Folgen leben müssen, trotzdem möglichst gut mit den Leistungsanforderungen des Alltagslebens zurechtkommen („*activities*") und sozial integriert bleiben („*participation*") (vgl. Gerdes et al. 1998).
- Der Leitparameter sollte möglichst objektiv und „manipulationssicher" sein; d.h. er darf nicht durch die Kliniken, die ein natürliches Interesse an guten Ergebnissen haben, beeinflußt werden können.
- Der gesuchte Parameter muss auch die übrigen Testgütekriterien (Reliabilität, Validität, Veränderungssensitivität) erfüllen.

Anhand dieser Kriterien scheiden die medizinischen Parameter des Arztbogens als Kandidaten für das Leitkriterium aus, weil zum einen nicht klar ist, in welcher Relation einzelne medizinische Parameter (z.B. „maximale Wattleistung" oder „Gelenkbeweglichkeit") zur zentralen Zielsetzung der Rehabilitation stehen, und weil zum anderen diese Parameter in den Kliniken manipuliert werden könnten - und sei es nur über die Auswahl bzw. Nichtauswahl als Zielparameter.

Der Patientenfragebogen ist demgegenüber in Bezug auf Einflußnahme durch die Kliniken manipulationssicher und insofern objektiv. Gleichzeitig ist die Selbsteinschätzung derjenige Faktor, der das Handeln im alltäglichen Leben steuert und damit eine direkte Relation zur zentralen Zielsetzung der Rehabilitation aufweist: Ob jemand z.B. nach einem Herzinfarkt oder einer Hüftoperation die Leistungsanforderungen in Beruf und Alltagsleben bewältigen kann und sozial integriert bleibt, hängt letztlich von seiner eigenen Einschätzung der Situation ab, und insofern ist die Selbsteinschätzung der Patienten der aussagekräftigste Parameter für den Erfolg oder Mißerfolg der Rehabilitation.

Diese Selbsteinschätzung wird im IRES-Fragebogen auf den für die Rehabilitation relevanten Dimensionen des somatischen, funktionalen und psychosozialen Status in einer teststatistisch abgesicherten Weise (vgl. Gerdes & Jäckel 1995) erfaßt. Damit bietet ein zusammenfassender Summenscore aus dem IRES-Fragebogen die Voraussetzungen dafür, als Leitparameter zu fungieren.

Die Frage, die dann noch zu entscheiden ist, betrifft die Festlegung eines geeigneten Summenscores. Zur Auswahl stehen vier Varianten, die im Folgenden kurz mit ihren Vor- und Nachteilen diskutiert werden:
a) Summenscore aus allen Skalen des IRES;
　Vorteil:　der Summenscore enthält für alle Patienten die gleichen Variablen und ist manipulationssicher;
　Nachteil: relativ wenig veränderungssensitiv, da der Score bei jedem Patienten eine (unterschiedliche) Anzahl von Variablen enthält, die für das Reha-Problem des betreffenden Patienten irrelevant sind, weil sie bereits zu Anfang im

unauffälligen Bereich lagen und sich kaum verändern werden („Datenredundanz" und „Nivellierung der Effekte");
b) Summenscore aus allen zu Beginn der Rehabilitation individuell ausgewählten Zielparametern („ZOE-Summenscore");
Vorteil: enthält nur individuell tatsächlich relevante Parameter;
Nachteil: enthält pro Patient unterschiedliche Variablen und könnte in den Kliniken über eine Auswahl der Zielparameter manipuliert werden, indem Parameter bevorzugt werden, bei denen gute Effekte zu erzielen sind, und Parameter (z.B. aus dem funktionalen Bereich) ausgelassen werden, deren Effekte erfahrungsgemäß deutlich niedriger ausfallen;
c) Summenscore der zu Reha-Beginn „extrem auffälligen" Skalen („Extrem-Score");
Vorteil: enthält nur individuell tatsächlich relevante Parameter und ist manipulationssicher;
Nachteil: enthält pro Patient unterschiedliche Variablen und schöpft in extremer Weise die Auswirkungen der sog. „Regression zur Mitte" ab (vgl. Campbell & Kenny 1999) und führt dadurch zu einer deutlichen Überschätzung der Reha-Effekte. Außerdem ist nicht gesagt, dass Skalen, die zu Beginn nur im „auffälligen", nicht aber „extrem auffälligen" Bereich lagen, keine individuell relevanten Reha-Ziele darstellen können.
d) Summenscore aus allen Skalen, die zu Reha-Beginn im „auffälligen" oder im „extrem auffälligen" Bereich lagen (Summenscore „individuelle Belastung");
Vorteil: enthält alle individuell möglicherweise relevanten Parameter, ist manipulationssicher und weniger anfällig für „Regression zur Mitte" als Variante c).
Nachteil: enthält pro Patient unterschiedliche Variablen und führt („Regression zur Mitte") immer noch zu einer gewissen Überschätzung der Reha-Effekte.

Wie die Auflistung der Vor- und Nachteile zeigt, gibt es keinen Summenscore, der von Nachteilen ganz frei wäre. Wir haben uns für die letzte Variante entschieden, weil der Summenscore „individuelle Belastung" als manipulationssicherer Ausdruck der Summe aller (laut Selbsteinschätzung) individuell relevanten Problemlagen gesehen werden kann und weil bei der Ergebnismessung geprüft werden kann, wie sich diese individuelle Belastungssumme am Ende der Rehabilitation und nach 6 Monaten verändert hat. Der oben genannte Nachteil einer gewissen Abschöpfung von Regressionseffekten kann *bei Klinikvergleichen* toleriert werden, da er bei allen Kliniken – bzw. in unserem Fall: beim Vergleich zwischen den beiden Erhebungen – auf beiden Seiten des Vergleichs in ähnlicher Weise auftritt und deshalb den Vergleich selbst nicht beeinflußt.

Bei den folgenden Vergleichen der Ergebnisqualität zwischen den beiden Erhebungen wird damit so vorgegangen, dass zunächst am Leitparameter „individueller Belastungsscore" geprüft wird, ob es grundsätzliche Unterschiede in der Ergebnisqualität zwischen beiden Erhebungen gegeben hat (Kap. 3). In den Kapiteln 4 (Kardiologie) und 5 (Orthopädie) wird sodann untersucht, wie sich die Situation auf einzelnen Ergebnisparametern des Arztbogens und des Patientenfragebogens darstellt.

3. ERGEBNISSE I:
EFFEKTE AUF DEM „INDIVIDUELLEN BELASTUNGSSCORE"

Vor einem direkten Vergleich zwischen beiden Erhebungen ist zu prüfen, ob bestimmte Patientenmerkmale, die möglicherweise einen von den Maßnahmen unabhängigen Einfluss auf die Effekte haben, systematische Unterschiede in den beiden Studien zeigen und so den Vergleich verzerren könnten. Als mögliche „Störgrößen" sind vor allem das Lebensalter, das Geschlecht, die Schichtzugehörigkeit und die Höhe der Eingangsbelastung im IRES-Fragebogen sowie der AHB-Anteil zu berücksichtigen. In Tabelle 2 sind die entsprechenden Werte aus beiden Studien einander gegenübergestellt.

Tab. 2: Ausprägung möglicher „Störgrößen" in beiden Erhebungen

	PROTOS-I	PROTOS-II	Test	p=	Signifikanz
Lebensalter (Mittelwert)	60,3	63,2	t-Test	0.000	***
Belastungsscore IRES	5,08	5,01	t-Test	0.101	n.s.
Anteil Männer	63,8%	61,3%	Chi^2	0.232	n.s.
Anteil Mittel-/Oberschicht	64,8%	69,3%	Chi^2	0,033	*
AHB-Anteil	58%	84%	Chi^2	0.000	***

Ein deutlicher Unterschied besteht damit vor allem im Lebensalter der Patienten, das in PROTOS-II durchschnittlich fast drei Jahre höher liegt als in PROTOS-I. In einer Regressionsanalyse wurde deshalb geprüft, inwieweit die Veränderungen auf dem IRES-Belastungsscore, an dem ja der Vergleich zwischen beiden Erhebungen festgemacht werden soll, vom Lebensalter beeinflußt werden. Die Ergebnisse zeigten, dass das Lebensalter nur einen minimalen Einfluss auf die Effekte ausübt und weniger als ein Promille der Varianz der Effekte erklärt. Damit scheidet das Lebensalter als Störgröße aus.

Der AHB-Anteil, der nachweislich einen großen Einfluss v.a. auf die mittel- und längerfristigen Effekte hat und Klinikvergleiche massiv verzerren kann (vgl. Gerdes, Weidemann & Jäckel 2000, S. 143 ff.), ist in beiden Studien sehr unterschiedlich und muss deshalb bei einem Vergleich kontrolliert werden. Diese Forderung wird dadurch erfüllt, dass der Vergleich auf dem Leitparameter in beiden Erhebungen auf die Patienten beschränkt wird, die AHB-Fälle darstellen. Da die Fallpauschalen, um deren Evaluation es geht, ebenfalls nur AHB-Patienten betreffen, ist dies auch von der Logik der Studie her eine berechtigte Entscheidung. Insgesamt ist damit sichergestellt, dass in beiden Erhebungen vergleichbare Eingangsbedingungen herrschten.

Kap. 3: Ergebnisse I: Der „individuelle Belastungsscore" als Leitparameter

In Abbildung 6 ist das Ergebnis einer zweifaktoriellen Varianzanalyse (mit Messwiederholung) dargestellt, in der geprüft wurde, ob die Veränderungen des Leitparameters „individueller Belastungsscore" im Zeitverlauf signifikante Unterschiede zwischen den beiden Erhebungen aufwies.

Abb. 6: Veränderungen des Summenscores „individuelle Belastung"
Aufnahme - Entlassung - nach 6 Monaten: PROTOS-I vs. PROTOS-II

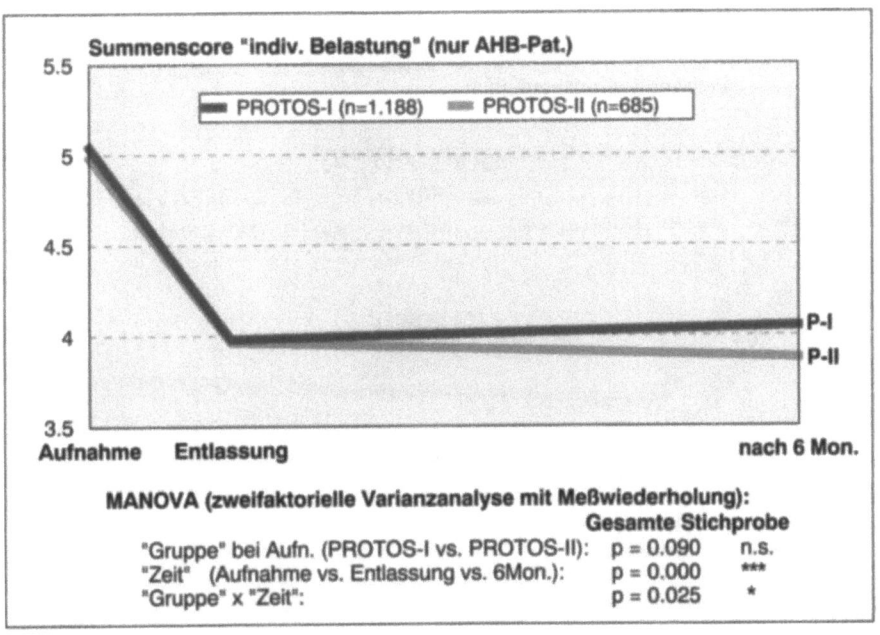

Wie in der Abbildung aufgeführt ist, gab es zu Reha-Beginn auf dem Leitparameter keine signifikanten Unterschiede zwischen den beiden Gruppen (p=0.09). Im Zeitverlauf zeigte sich in beiden Gruppen eine hochsignifikante Veränderung, die bei der negativen Polung des Leitparameters (hohe Werte = „schlecht") als Verbesserung zu interpretieren ist. Die geringfügig besseren Effekte in PROTOS-II zum 6-Monats-Zeitpunkt sind mit einer Irrtumswahrscheinlichkeit von 2,5% statistisch signifikant.

Die Leitfrage der Studie, ob sich die Ergebnisqualität seit Einführung der Fallpauschalen veränder habe, kann damit so beantwortet werden, dass in PROTOS-II vor allem bei der 6-Monats-Nacherhebung im Schnitt sogar etwas bessere Ergebnisse erzielt wurden als in PROTOS-I.

Um dieses Resultat gegen den Vorwurf abzusichern, die Wahl einer anderen Variante bei der Summenscore-Berechnung hätte möglicherweise zu einem anderen Ergebnis geführt, sind die anderen Varianten nach dem gleichen Verfahren geprüft worden. Das Fazit, dass die 6-Monats-Effekte in PROTOS-II etwas besser waren, als in PROTOS-I, hat sich dabei bestätigt - nur mit dem Unterschied, dass dieser Vorsprung auf dem einfachen Summenscore des IRES nicht mehr signifikant war (p=0.079). Eine konservative

Interpretation des Gesamtergebnisses sollte sich deshalb auf die Feststellung beschränken, in PROTOS-II seien mit Sicherheit keine schlechteren, sondern *der Tendenz nach eher etwas bessere* Effekte erzielt worden als in PROTOS-I.

Die Aufschlüsselung nach Indikationsgebieten in der Abbildung 7 zeigt, dass dieses Gesamtergebnis sowohl für die kardiologischen als auch für die orthopädischen Kliniken gilt, wenn sie getrennt analysiert werden.

Abb. 7: Veränderungen des Summenscores „individuelle Belastung"
Aufnahme - Entlassung - nach 6 Monaten: PROTOS-I vs. PROTOS-II
nach Indikationsbereichen

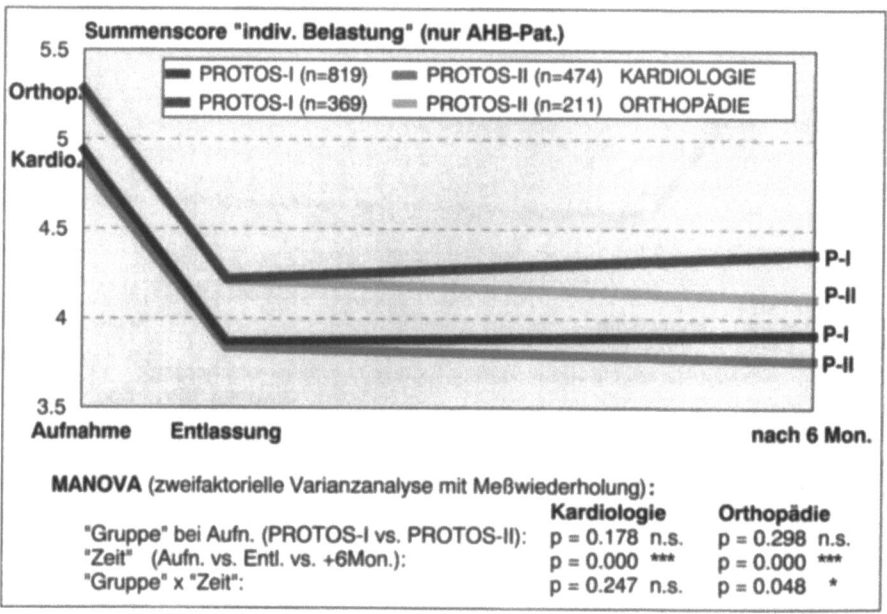

Da die Wechselwirkung zwischen „Gruppe" und „Zeit" in den kardiologischen Kliniken nicht signifikant und in den orthopädischen Kliniken nur knapp signifikant ist, ergeben sich hier noch einmal Hinweise, die für eine konservative Interpretation des Gesamtergebnisses sprechen.

Die nachfolgenden Analysen für einzelne Parameter des Arztbogens und die Unterdimensionen des Patientenfragebogens werden getrennt für die beiden Indikationsgebiete Kardiologie und Orthopädie durchgeführt. Sie dienen der Ergänzung und Ausdifferenzierung des Gesamtergebnisses und sollen den beteiligten Kliniken darüber hinaus Anhaltspunkte dafür liefern, wo ihre Stärken und Schwächen liegen und an welchen Stellen Anstrengungen zu einer gezielten Weiterentwicklung der Maßnahmenprogramme unternommen werden sollten.

4. ERGEBNISSE II: KARDIOLOGISCHE KLINIKEN

In diesem Kapitel werden die arzt- und patientenseitigen Ergebnisse der drei kardiologischen Kliniken aus PROTOS-I und PROTOS-II einander gegenübergestellt. Die Klinik Nr. 216 wird bei den folgenden Auswertungen getrennt berücksichtigt, da sie an PROTOS-I nicht beteiligt war. Die Darstellung geht so vor, dass zunächst (Kap. 4.1) ein kurzer Überblick über die Diagnosestruktur und die Altersverteilung gegeben wird, um dann (Kap. 4.2) an der Gesamtstichprobe der kardiologischen Kliniken zu prüfen, ob sich die arzt- und patientenseitige Ergebnisse in den einzelnen Diagnosegruppen zwischen den beiden Erhebungen veränder haben. Der gleichen Frage wird schließlich (Kap. 4.3) innerhalb der einzelnen Kliniken nachgegangen.

Bei der Datenauswertung zu diesen Analysen musste sichergestellt werden, dass die Gegenüberstellung von PROTOS-I und PROTOS-II nur auf Untergruppen von Patienten bezogen wurde, die wirklich vergleichbar waren. Als wichtigste „Störgröße" ist der AHB-Anteil bzw. die Diagnosegruppe zu betrachten. Der Schweregrad der Diagnosegruppe hat in manchen Fällen zwar ebenfalls einen Einfluss auf die erzielten Ergebnisse, konnte aber hier nicht berücksichtigt werden, da er in PROTOS-I nicht nach demselben Verfahren definiert war wie in PROTOS-II. Die Vergleiche zwischen den beiden Erhebungen werden deshalb auf die Diagnosegruppen bezogen, ohne dass Schweregradunterschiede innerhalb der Diagnosen berücksichtigt werden.

4.1 Diagnosestruktur und Altersverteilung

Abb. 8: Häufigkeitsverteilung der Fallpauschalen-Gruppen in PROTOS-II in den kardiologischen Kliniken

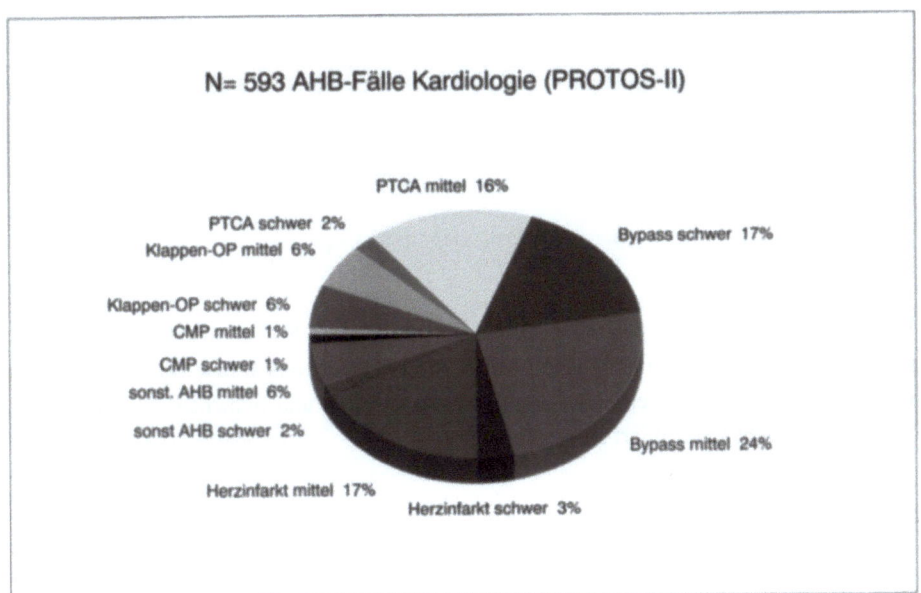

Die mit Abstand häufigste Diagnosegruppe wurde demnach mit einem Anteil von 41% von den Patienten nach einer koronaren Bypass-Operation gestellt, gefolgt von Patienten nach Herzinfarkt (20%) oder einer Ballondilatation von Herzkranzgefäßen (PTCA - 18%). Bei diesen beiden Diagnosen waren „schwere" Fälle relativ selten – vermutlich deshalb, weil bei schweren Fällen eine Bypass-Operation indiziert gewesen wäre. Patienten nach Herzklappen-Operationen stellten 12% des Untersuchungskollektivs. Cardiomyopathien und andere AHB-Indikationen waren mit insgesamt 10% vertreten und wurden wegen geringer Fallzahlen bzw. heterogener Zusammensetzung bei der Ergebnisauswertung nicht berücksichtigt.

In der Abbildung 9 wird die Altersverteilung in den AHB-Diagnosegruppen zwischen den beiden Erhebungen verglichen. Mit einem Durchschnittsalter von 62,7 Jahren waren die Patienten in PROTOS-II knapp zwei Jahre älter als in PROTOS-II. Obwohl dieser Unterschied statistisch hochsignifikant ist (p=0.000), konnte er bei der Ergebnisauswertung vernachlässigt werden, weil sich in einer Regressionsanalyse gezeigt hatte (s.o. Kap. 3), dass das Lebensalter keinen bedeutsamen Einfluss auf die Veränderung der Ergebnisvariablen im Zeitverlauf ausübt.

Abb. 9: Altersverteilung nach Diagnosegruppen: PROTOS-I vs. PROTOS-II

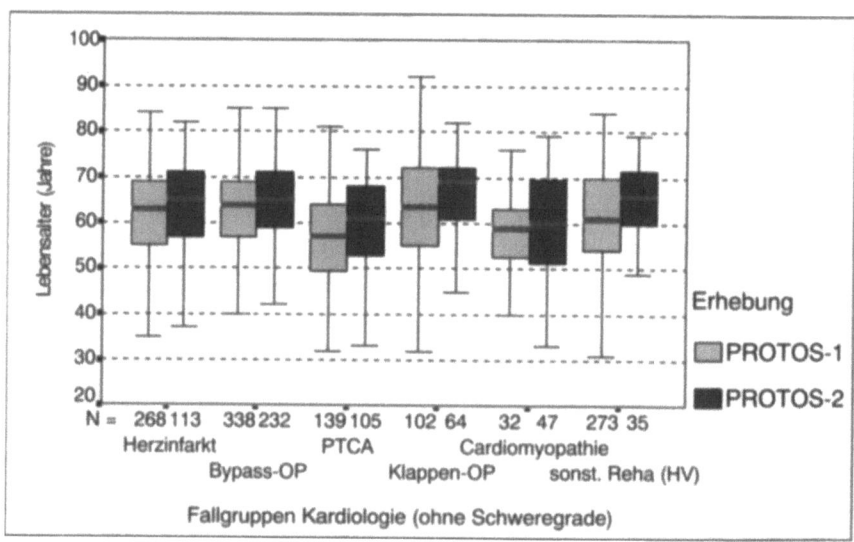

Weitere mögliche Störgrößen wie z.B. Geschlecht (Anteil Männer 71,9% bzw. 72,6%; p=0.723) oder soziale Schicht (Anteil Mittel-/Oberschicht 68,9% bzw. 71,4%; p=0.264) waren in beiden Erhebungen nicht signifikant verschieden und brauchen deshalb bei den Vergleichen nicht kontrolliert zu werden.

4.2 Ergebnisse in der Gesamtstichprobe der kardiologischen Kliniken

Für die arztseitige Ergebnismessung werden in den zwei folgenden Abbildungen 10 und 11 die maximale symptomlimitierte Wattleistung und das LDL-Cholesterin als aussagekräftigste und objektivste der erhobenen Parameter des Arztbogens zwischen PROTOS-I und PROTOS-II verglichen.

<u>Abb. 10:</u> maximale symptomlimitierte Wattleistung: Aufnahme vs. Entlassung PROTOS-I vs. PROTOS-II nach Diagnosegruppen

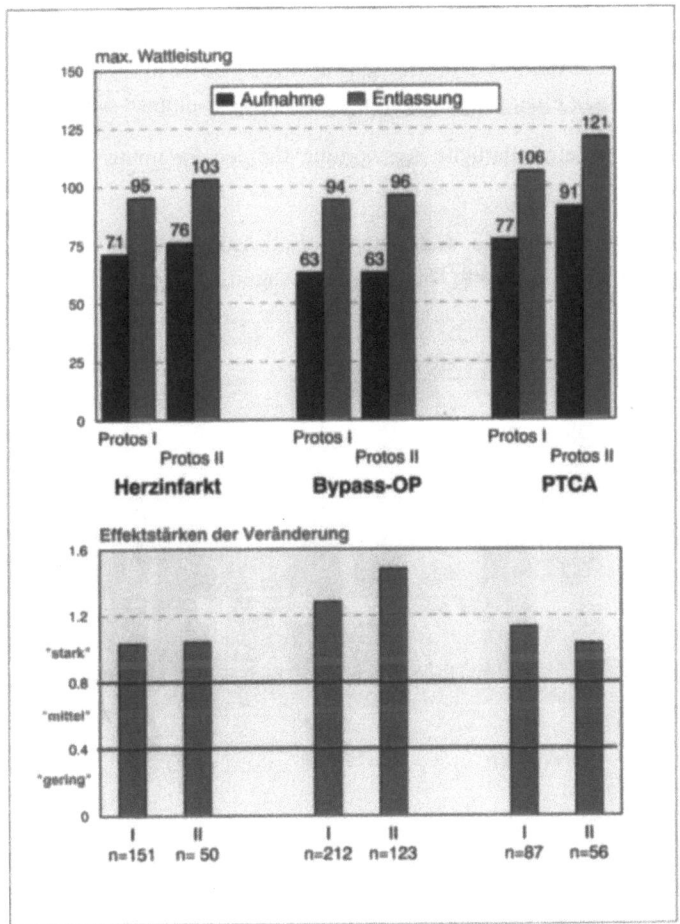

Um die Darstellung nicht zu überfrachten, sind die nur relativ gering besetzten RBG (Klappen-OP und Cardiomyopathie) nicht in der Grafik aufgeführt.

Im unteren Teil der Grafik sind (ebenso wie in den folgenden Abbildungen) die sog. „Effektstärken" abgebildet, die ein statistisches Maß zur Interpretation der Veränderungen darstellen (vgl. ausführlicher dazu: Gerdes, Jäckel & Weidemann 2000, Kap. 2). Die Effektstärken (ES) werden berechnet als Quotient aus der Mittelwertdifferenz beider Messungen und der Standardabweichung dieser Differenz. Die Angaben sind so gepolt, daß positive Werte Verbesserungen und negative Werte Verschlechterungen anzeigen. Für die Interpretation gelten folgende Konventionen:

ES   < 0.4   „geringe Effekte"
ES   0,4 - 0,8   „mittlere Effekte"
ES   > 0,8   „starke Effekte"

In den Abbildungen sind diese Interpretationsgrenzen entsprechend markiert.

Wie die Abbildung 10 zeigt, ist die Steigerung der maximalen Wattleistung in PROTOS-II eher etwas besser ausgefallen als in PROTOS-I. Dazu trägt vor allem die etwas stärkere Verbesserung in der am stärksten besetzten Gruppe der bypass-operierten Patienten bei, wo die mittlere Verbesserung in PROTOS-II in homogener Weise erreicht und deshalb mit einer etwas höheren Effektstärke „belohnt" wurde.

In Abbildung 11 ist eine ähnliche Auswertung für den Parameter „LDL-Cholesterin" wiedergegeben:

Abb. 11:   LDL-Cholesterin: Aufnahme vs. Entlassung
              PROTOS-I vs. PROTOS-II nach Diagnosegruppen

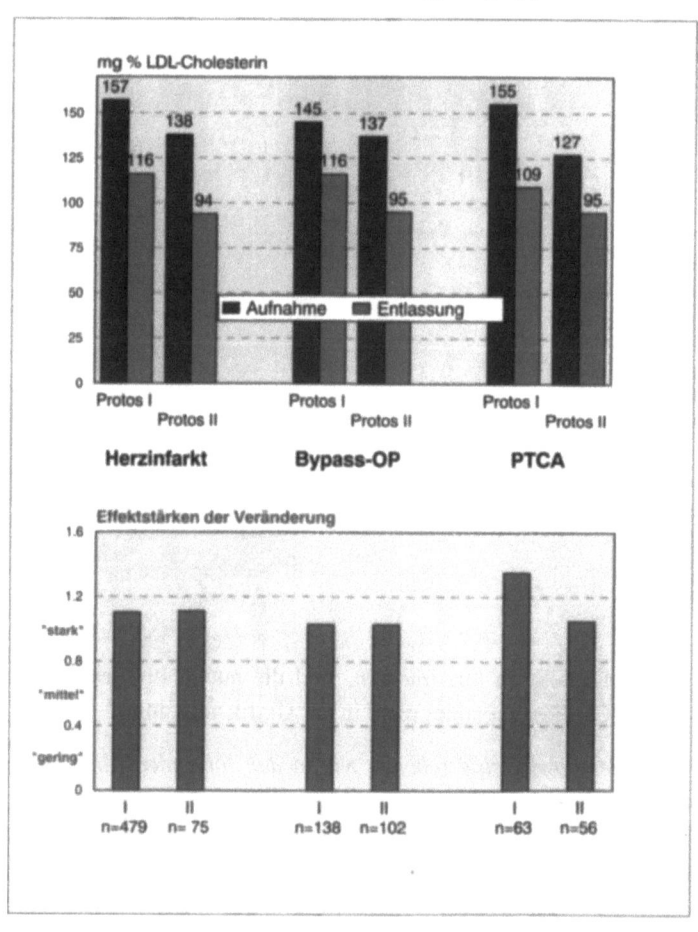

Bei den LDL-Cholesterin-Werten fällt auf, dass bereits die Eingangswerte in allen Diagnosegruppen in PROTOS-II deutlich unter den Eingangswerten in PROTOS-I lagen und dass die Mittelwerte der Entlassungsmessung in PROTOS-II einheitlich ca. 95 mg% betrugen. Beide Phänomene könnten durch den verstärkten Einsatz von Lipidsenkern in der akutmedizinischen Behandlung und auch in den Rehabilitationseinrichtungen erklärt werden.

Für die patientenseitige Ergebnismessung ist in Abbildung 12 als zusammenfassender Parameter der IRES-Summenscore „individuelle Belastung" in seiner zeitlichen Entwicklung von der Aufnahme zur Entlassung sowie zur 6-Monats-Katamnese dargestellt. Wie in Kap. 2.4 erläutert wurde, wird dieser Summenscore für jeden Patienten gebildet als Mittelwert aus allen IRES-Skalen, die zu Beginn der Rehabilitation im „auffälligen" oder „extrem auffälligen" Bereich lagen.

Abb. 12: IRES-Summenscore „individuelle Belastung"
Aufnahme vs. Entlassung vs. 6 Monate nach Entlassung
PROTOS-I vs. PROTOS-II nach Diagnosegruppen

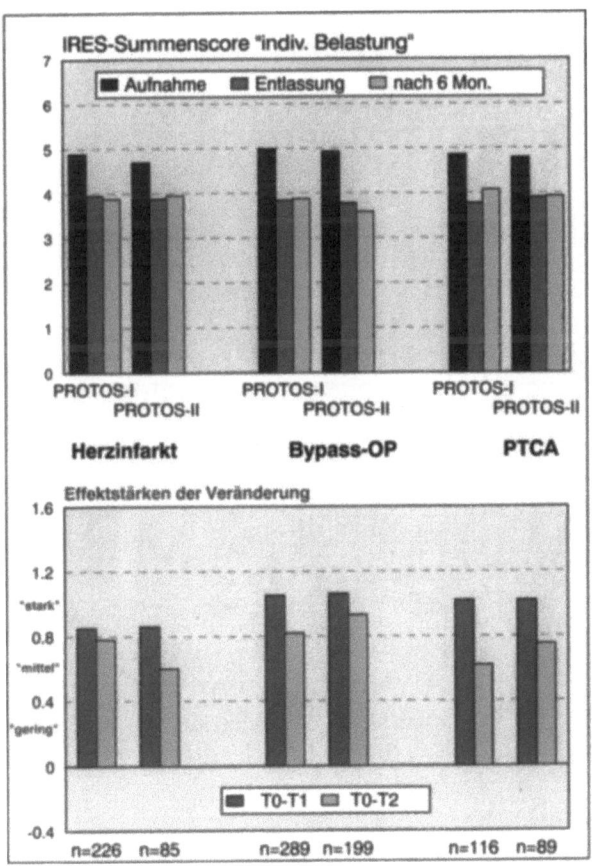

In der am stärksten besetzten Untergruppe der Patienten nach Bypass-Operation waren die geringen Unterschiede in der Eingangsbelastung zwischen den beiden Studien nicht signifikant (p=0.155) und auch die etwas besseren Effekte nach 6 Monaten in PROTOS-II zeigten sich in einer MANOVA-Varianzanalyse als nicht signifikant von PROTOS-I verschieden (p=0.106). Das gleiche Fazit gilt für die beiden anderen Diagnosegruppen: Weder die Eingangsbelastungen noch die Veränderungen im Zeitverlauf waren zwischen den beiden Studien in statistisch signifikanter Weise verschieden. Die in beiden Studien besseren Effekte bei den bypass-operierten Patienten unterscheiden sich dagegen deutlich von den geringeren Effekten bei den Patienten nach Herzinfarkt (p=0.001 bei Entlassung und p=0.003 nach 6 Monaten) oder nach PTCA (p=0.045 bei Entlassung und p= 0.002 nach 6 Monaten).

In der Abbildung 13 wird zusätzlich – diesmal für alle AHB-Diagnosen gemeinsam – untersucht, ob sich auf den verschiedenen Unterdimensionen des IRES-Fragebogens unterschiedliche Entwicklungen in den beiden Studien abzeichnen.

Abb. 13:   Reha-Effekte nach Unterdimensionen des IRES-Fragebogens: PROTOS-I vs. PROTOS-II

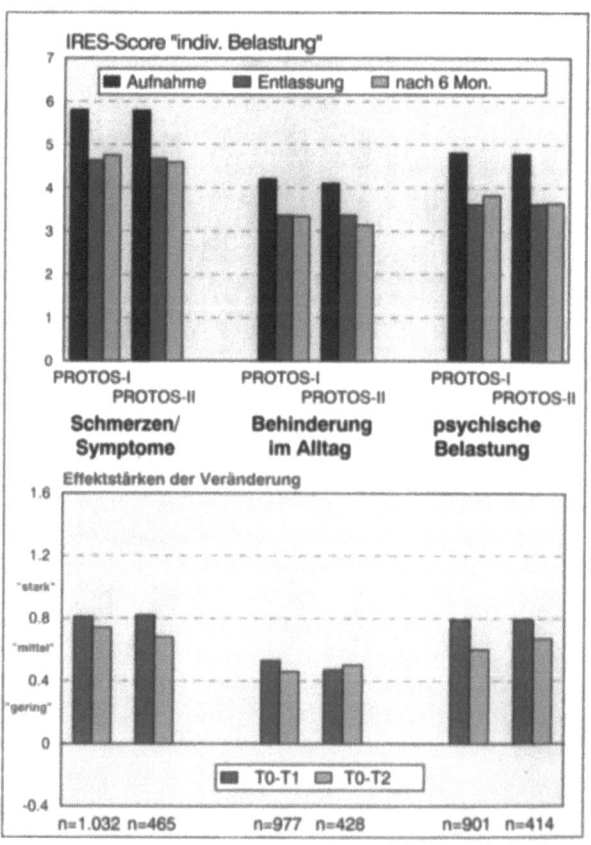

Die Vergleichsparameter sind in diesem Fall die individuellen Belastungsscores, die aus allen „auffällig" oder „extrem auffällig" ausgeprägten Variablen der IRES-Unterdimensionen „Schmerzen/Symptome" bzw. „Behinderung im Alltag" bzw. „psychische Belastung" gebildet wurden (vgl. das Strukturschema des IRES in Abb. 3).

Die statistische Analyse bestätigt, was in der Grafik augenfällig ist: Zwischen den beiden Studien gab es weder bei den Aufnahmewerten noch im Zeitverlauf signifikante Unterschiede.

Anzumerken ist hier allerdings auch, dass in beiden Studien die Effekte bei den „Behinderungen im Alltag" deutlich geringer ausgefallen sind als bei den anderen Unterdimensionen. Dass diese Beobachtung nicht nur für die hier untersuchten Kliniken gilt, belegen Daten, die uns inzwischen aus zahlreichen anderen Kliniken vorliegen: Offensichtlich sind die Rehabilitationsmaßnahmen im Bereich funktionaler Einschränkungen ganz generell noch nicht so effektiv wie in anderen Bereichen, und wenn man nach einem Aufgabenfeld für eine gezielte Weiterentwicklung der Maßnahmenprogramme sucht, kommt dem Bereich der „Funktionseinschränkungen im alltäglichen Leben" sicherlich eine hohe Priorität zu.

4.3 Klinikspezifische Auswertungen

Der kardiologische Teil dieses Berichts soll abgeschlossen werden durch Auswertungen, in denen geprüft wird, ob sich innerhalb der einzelnen Kliniken zwischen den beiden Studien Veränderungen ergeben haben, die der Aufmerksamkeit bedürfen. Aus methodischer Sicht wäre es ja durchaus vorstellbar, dass zwar nicht in der Gesamtgruppe der kardiologischen Patienten, wohl aber in den einzelnen Kliniken signifikante Unterschiede zwischen den beiden Erhebungen bestehen, die sich gegenseitig ausgeglichen haben.

Aus diesem Grunde werden in den folgenden drei Abbildungen die Ergebnisse einer klinikspezifischen Prüfung der Ergebnisqualität aus den beiden Studien einander gegenübergestellt. Um die Darstellung übersichtlich zu halten, ist die Prüfung auf den „Leitparameter" des Summenscores „individuelle Belastung" des IRES-Fragebogens beschränkt worden.

Da die Häufigkeitsverteilung der Diagnosegruppen in den einzelnen Kliniken für beide Studien recht unterschiedlich war, werden die Ergebnisse zunächst für alle AHB-Patienten und dann für die am häufigsten vertretenen Diagnosegruppen getrennt dargestellt. Diese Vorgehensweise dürfte sicherstellen, dass auch innerhalb der Kliniken nur vergleichbare Patienten aus den beiden Studien miteinander verglichen werden.

Die Kliniken werden im Folgenden nur mit ihrer ID-Nummer bezeichnet, um ihre Anonymität zu wahren. Den Kliniken selbst steht es natürlich frei, diese Anonymisierung aufzuheben und Interessenten mitzuteilen, zu welcher ID-Nummer ihre Klinik gehört.

Abb. 14: **Klinik Nr. 211**
Summenscore „individuelle Belastung:
Aufnahme vs. Entlassung vs. 6-Monats-Katamnese
nach Diagnosegruppen

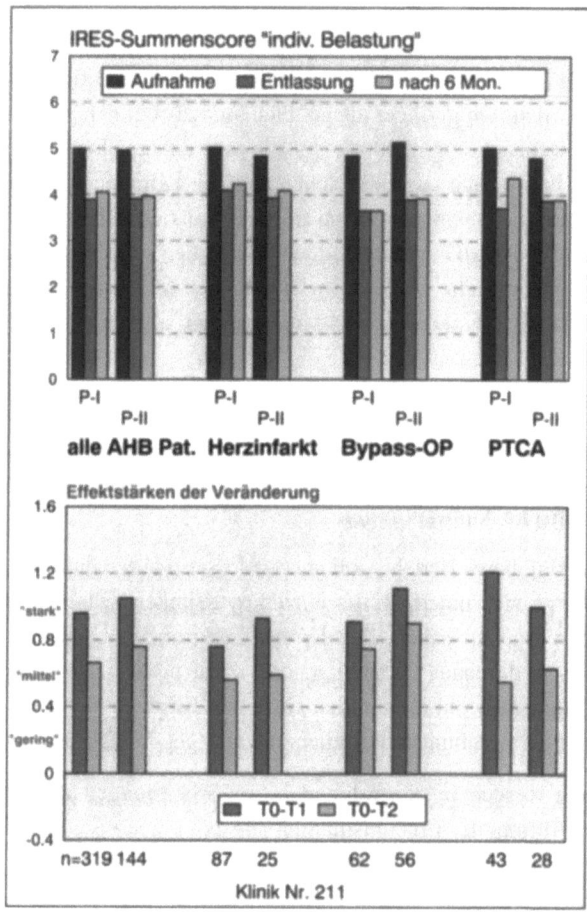

In der Klinik Nr. 211 sind vor allem die 6-Monats-Ergebnisse in PROTOS-II etwas besser ausgefallen als in PROTOS-I. Dies trifft in besonderer Weise für die zahlenmäßig größte Gruppe der Patienten nach Bypass-Operation zu, deren mittelfristige Verbesserungen recht deutlich über denen der anderen Diagnosegruppen lagen.

Eine Varianzanalyse (zweifaktoriell mit Messwiederholung) ergab, dass die Aufnahmewerte und die Veränderungen im Zeitverlauf weder für die Klinik 211 insgesamt noch für die einzelnen Diagnosegruppen signifikante Unterschiede zwischen den beiden Studien aufwiesen.

Kap. 4: Ergebnisse II: Kardiologische Kliniken

<u>Abb. 15:</u> **Klinik Nr. 213**
Summenscore „individuelle Belastung:
Aufnahme vs. Entlassung vs. 6-Monats-Katamnese
nach Diagnosegruppen

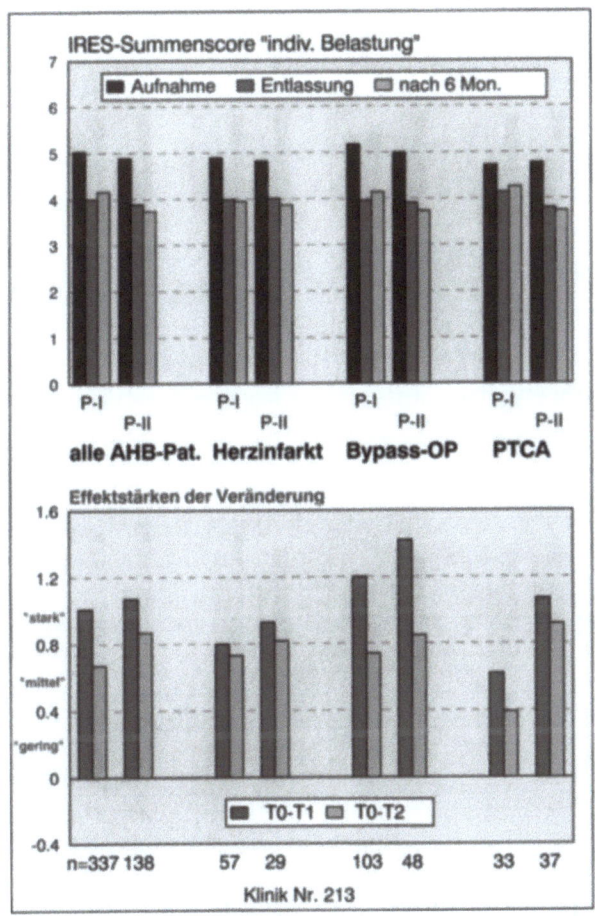

In der Klinik Nr. 213 liegen die Ergebnisse für alle Diagnosegruppen in PROTOS-II etwas höher als in PROTOS-I. Vor allem bei den Patienten nach PTCA konnten die auffällig geringen Verbesserungen in PROTOS-I in der neuen Studie auf das Doppelte des früheren Wertes gesteigert werden.

Eine Varianzanalyse (zweifaktoriell mit Messwiederholung) ergab, dass die Veränderungen im Zeitverlauf für die Klinik 211 insgesamt einen leichten, aber signifikanten (p=0.014) Vorsprung für PROTOS-II aufwiesen. Die Veränderungen in den einzelnen Diagnosegruppen waren dagegen in den beiden Studien nicht signifikant verschieden.

Abb. 16: **Klinik Nr. 215**
Summenscore „individuelle Belastung:
Aufnahme vs. Entlassung vs. 6-Monats-Katamnese
nach Diagnosegruppen

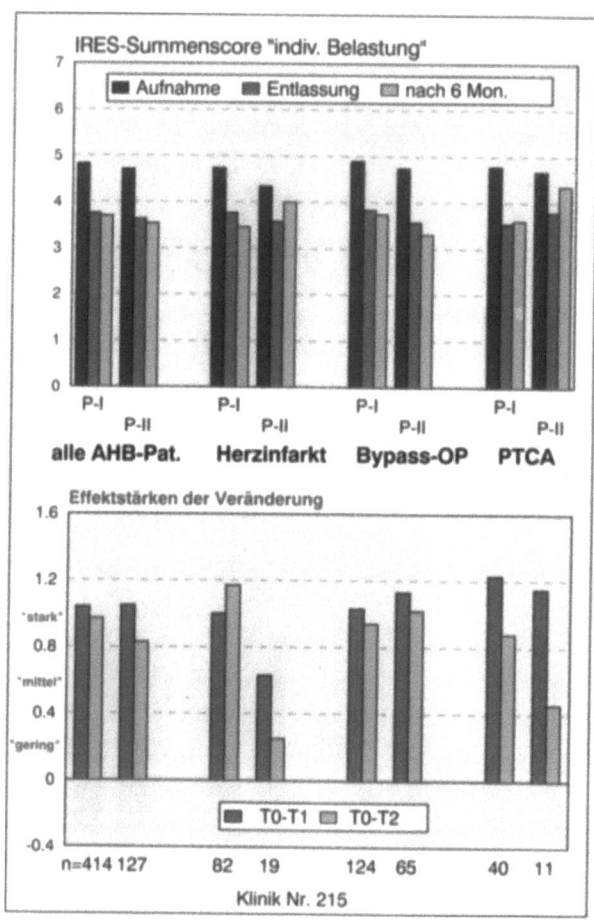

In der Klinik Nr. 215 sind die Effekte in der – allerdings nur relativ gering besetzten – Untergruppe der Patienten nach Herzinfarkt in PROTOS-II regelrecht eingebrochen und haben sich gegenüber PROTOS-I in einer auch statistisch signifikanten Weise (p=0.003) verschlechtert. Da die Effekte in der am stärksten besetzten Untergruppe der Patienten nach Bypass-Operation in PROTOS-II jedoch eher etwas (wenn auch nicht signifikant, p=0.240) besser ausgefallen sind als in PROTOS-I, ist der Einbruch bei den Herzinfarkt-Patienten – ebenso wie die geringeren, allerdings gerade nicht signifikant unterschiedlichen (p=0.097) Effekte bei den Patienten nach PTCA – nicht recht zu erkären. Bezogen auf alle AHB-Patienten waren die insgesamt etwas geringeren Effekte in PROTOS-II jedoch auch in dieser Klinik nicht in signifikanter Weise (p=0.894) verschieden von den Effekten, die in PROTOS-I erzielt worden waren.

Kap. 4: Ergebnisse II: Kardiologische Kliniken — 23 —

Einen Sonderfall stellt die Klinik Nr. 216 dar, weil sie an PROTOS-I nicht teilgenommen hat. Um trotzdem einen Eindruck von der Ergebnisqualität in dieser Klinik zu gewinnen, sind ihre Daten aus PROTOS-II mit denen aller anderen kardiologischen Kliniken aus PROTOS-II verglichen worden. Das Ergebnis ist in Abbildung 17 dargestellt.

Abb. 17: **Klinik Nr. 216** vs. alle anderen kardiolog. Kliniken (nur PROTOS-II)
Summenscore „individuelle Belastung:
Aufnahme vs. Entlassung vs. 6-Monats-Katamnese
nach Diagnosegruppen

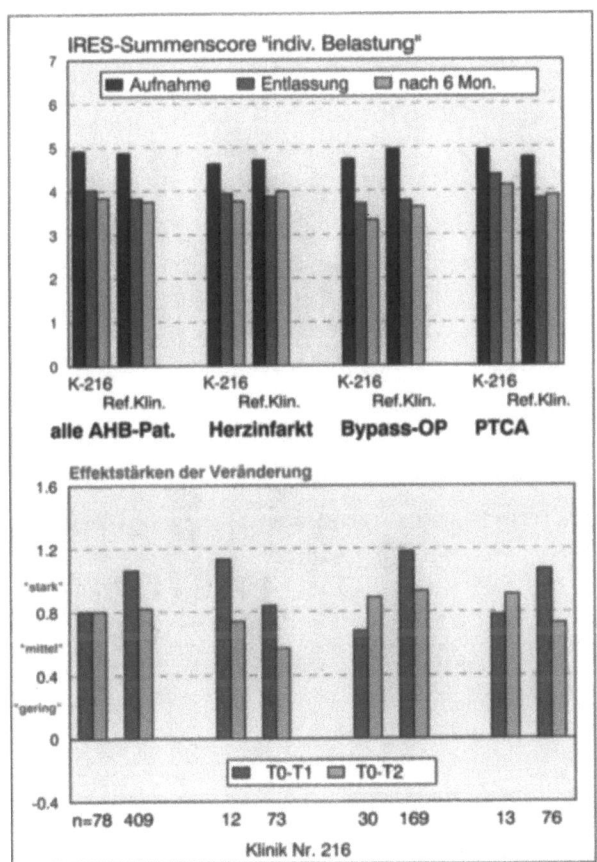

Die Gegenüberstellung zeigt für die verschiedenen Diagnosegruppen etwas gemischte Resultate, die allerdings wegen der z.T. relativ geringen Fallzahlen nicht überinterpretiert werden sollten. Eine statistische Prüfung der Unterschiede zwischen der Klinik Nr. 216 und den anderen Kliniken zeigte weder für den Aufnahmewert ($p=0.138$) noch für die Veränderungen bei Entlassung ($p=0.749$) oder nach 6 Monaten ($p=0.206$) signifikante Differenzen zwischen den Vergleichsgruppen. Damit liegt die Ergebnisqualität in der Klinik Nr. 216 insgesamt im Rahmen der Effekte, die auch in den anderen kardiologischen Kliniken erreicht wurden.

Um zum Abschluss der Analysen in der Kardiologie zumindest einen zusammenfassenden Eindruck von den klinikspezifischen Ergebnissen zu geben, die aus ärztlicher Sicht erzielt wurden, sind in der Abbildung 18 die Aufnahme- und Entlassungswerte der maximalen Wattleistung für die Gesamtstichprobe der kardiologischen Patienten in PROTOS-I und PROTOS-II dargestellt. Für PROTOS-II sind zusätzlich die Werte aufgeführt, die in den einzelnen Kliniken in den beiden Studien erreicht wurden.

Abb. 18: Maximale symptomlimitierte Wattleistung
PROTOS-I vs. PROTOS-II nach Kliniken

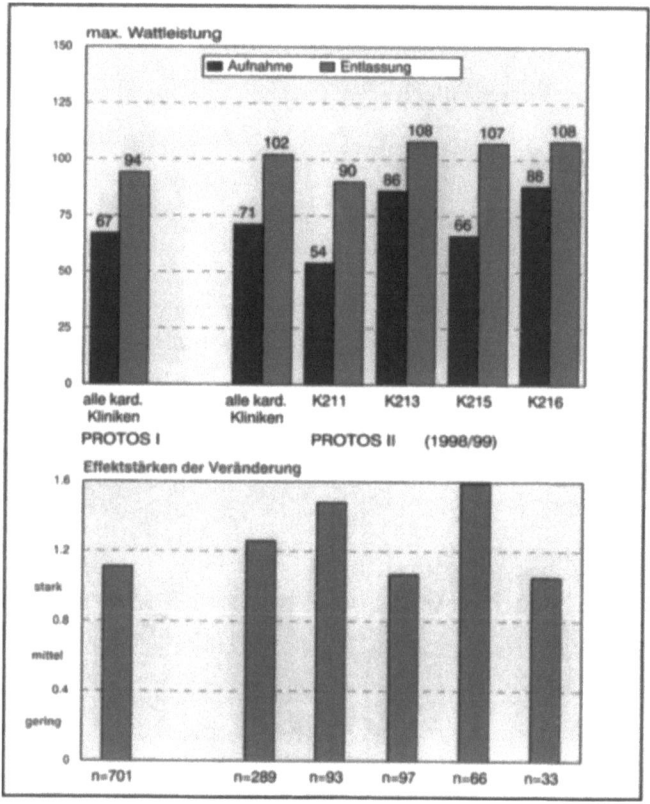

Wie die Abbildung zeigt, sind die durchschnittlichen Effekte aus PROTOS-I in der neuen Studie zumindest erreicht und in zwei Kliniken sogar deutlich überschritten worden.

Als Fazit der Auswertungen für den kardiologischen Teil der PROTOS-II-Studie kann damit festgehalten werden, dass sowohl die arztseitige als auch die patientenseitige Auswertung für die häufigsten Diagnosegruppen die generelle Aussage bestätigt, die in Kap. 3 getroffen wurde: Die Ergebnisse der Rehabilitation sind in PROTOS-II sicherlich nicht schlechter, sondern der Tendenz nach eher etwas besser ausgefallen als in PROTOS-I. Dieses Fazit gilt sowohl für die Gesamtstichprobe als auch für die einzelnen Kliniken (mit gewissen Abstrichen bei der Klinik Nr. 215).

5. ERGEBNISSE III: ORTHOPÄDIE

In diesem Kapitel werden die arzt- und patientenseitigen Ergebnisse der zwei orthopädischen Kliniken aus PROTOS-I und PROTOS-II gegenübergestellt. Die Darstellung geht so vor, dass zunächst (Kap. 5.1) ein kurzer Überblick über die Diagnosestruktur und die Altersverteilung gegeben wird, um dann (Kap. 5.2) an der Gesamtstichprobe der orthopädischen Kliniken zu prüfen, ob sich die arzt- und patientenseitige Ergebnisse in den einzelnen Diagnosegruppen zwischen den beiden Erhebungen veränder haben. Der gleichen Frage wird schließlich (Kap. 5.3) innerhalb der einzelnen Kliniken nachgegangen.

Bei der Datenauswertung zu diesen Analysen musste sichergestellt werden, dass die Gegenüberstellung von PROTOS-I und PROTOS-II nur auf Untergruppen von Patienten bezogen wurde, die wirklich vergleichbar waren. Als wichtigste „Störgröße" ist der AHB-Anteil bzw. die Diagnosegruppe zu betrachten. Der Schweregrad der Diagnosegruppe hat in manchen Fällen zwar ebenfalls einen Einfluss auf die erzielten Ergebnisse, konnte aber hier nicht berücksichtigt werden, da er in PROTOS-I nicht nach demselben Verfahren definiert war wie in PROTOS-II. Die Vergleiche zwischen den beiden Erhebungen werden deshalb auf die Diagnosegruppen bezogen, ohne dass Schweregradunterschiede innerhalb der Diagnosen berücksichtigt werden.

5.1 Diagnosestruktur und Altersverteilung

Abb. 19:   Häufigkeitsverteilung der Fallpauschalen-Gruppen in PROTOS-II in den orthopädischen Kliniken

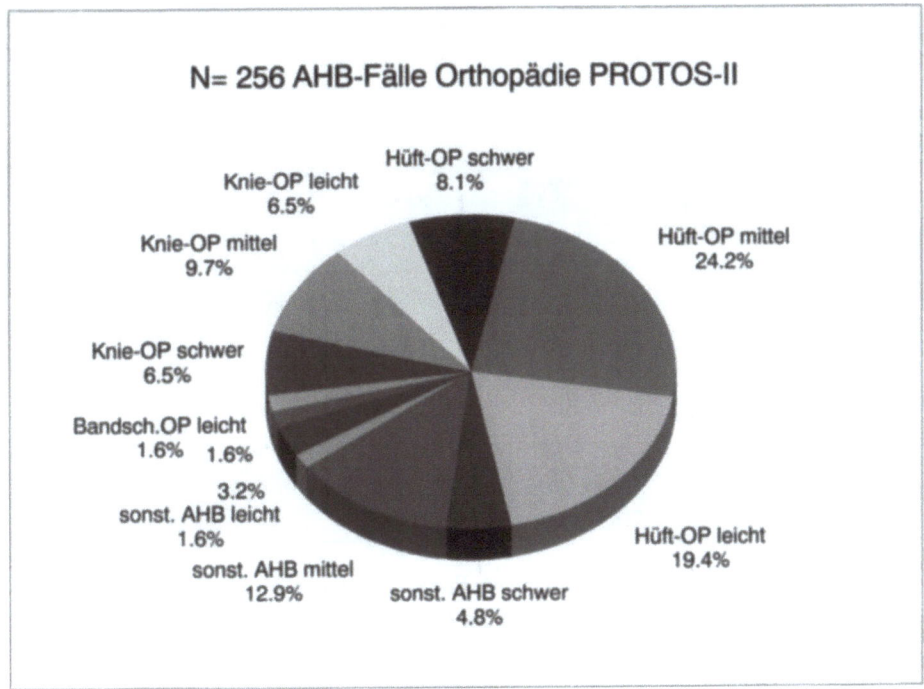

Bei den AHB-Fällen in den orthopädischen Kliniken standen demnach die Hüft-Operationen mit einem Anteil von 51,7% im Mittelpunkt, wobei die leichteren und mittleren Fälle überwogen. Die Patienten nach Knie-Operationen stellten mit 22,7% die zweitgrößte Gruppe. Patienten nach Bandscheiben-Operation waren mit 6,4% relativ selten vertreten. In der Untergruppe „sonstige AHB-Fälle" (19,3%) wurden Patienten mit anderen Operationen, Amputationen oder Frakturen zusammengefaßt. Die Schweregrade waren durchgängig so definiert, dass bei der Kategorie „leicht" nur ein Gelenk betroffen war und eine gute Gelenkfunktion bestand, während die Kategorie „mittel" bei eingeschränkter Gelenkfunktion oder leichten neurologischen Störungen und die Kategorie „schwer" bei schlechter Gelenkfunktion, schweren neurologischen Störungen und/oder mehreren betroffenen Gelenken vergeben wurde.

Die zwischen den beiden Studien stark differierende Häufigkeitsverteilung der Diagnosen wird bei den folgenden Vergleichen dadurch kontrolliert, dass solche Vergleiche auf die AHB-Fälle beschränkt werden oder überhaupt nur auf bestimmte Diagnosegruppen bezogen werden. An sonstigen möglichen „Störgrößen" wurden untersucht: das Lebensalter sowie die Zusammensetzung der beiden Studien nach Geschlecht und sozialer Schicht.

Bei den AHB-Patienten lag das durchschnittliche Lebensalter in PROTOS-II mit 63,1 Jahren um 4,6 Jahre hochsignifikant über dem Durchschnittsalter in PROTOS-I. Wegen des nachweislich geringen Einflusses auf die Reha-Effekte ist das Lebensalter bei den folgenden Auswertungen jedoch nicht kontrolliert worden.

Abb. 20: Altersverteilung nach Diagnosegruppen PROTOS-I vs. PROTOS-II

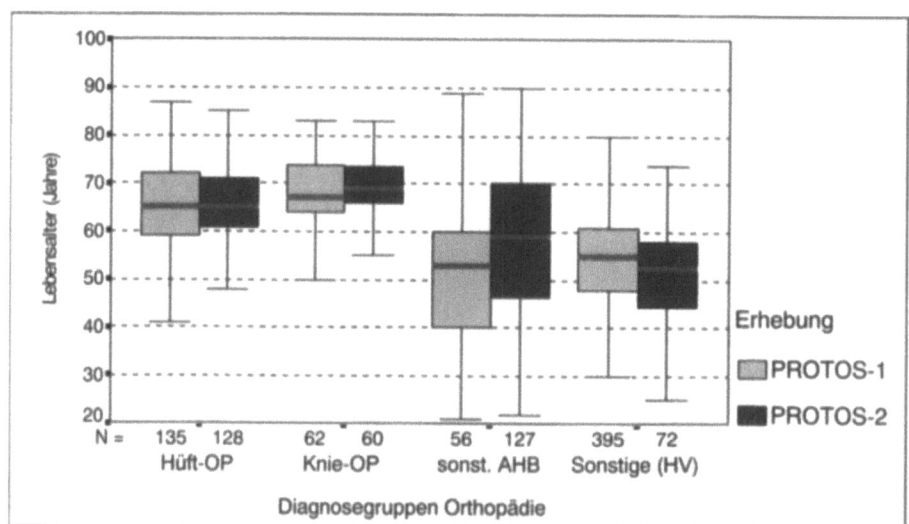

Die Geschlechtsverteilung war mit einem Frauenanteil von 60,5% in PROTOS-II gegenüber 56,3% in PROTOS-I ebenso wenig signifikant unterschiedlich wie die schichtmäßige Zusammensetzung der beiden Stichproben (Mittel-/Oberschicht 65% vs. 61%).

5.2 Ergebnisse in der Gesamtstichprobe der orthopädischen Kliniken

Zur arztseitigen Beurteilung der Ergebnisqualität wird in Abbildung 21 zunächst die Verbesserung des Streckdefizits im Hüft- bzw. Kniegelenk dargestellt. Ein Streckdefizit besagt, daß die Neutralstellung, in der das Körpergewicht auf dem knöchernen Skelett ruht, nicht erreicht wird. Streckdefizite haben deshalb auch bei relativ geringer Ausprägung Konsequenzen für Alltagsverrichtungen wie Gehen, Treppensteigen, Sitzen etc.

Abb. 21: Extension (Streckdefizit): Aufnahme vs. Entlassung
PROTOS-I vs. PROTOS-II nach Diagnosegruppen

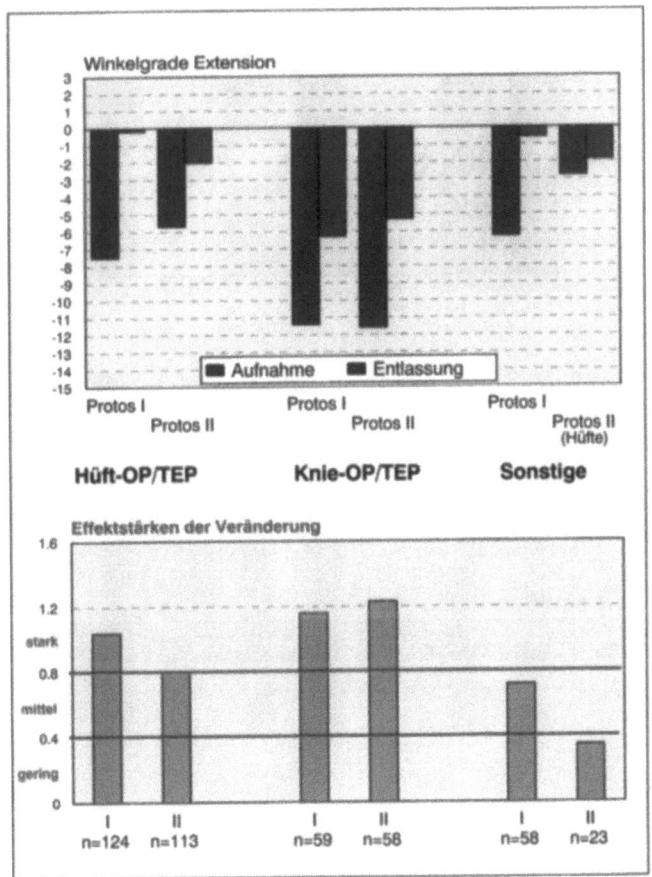

Bei den Patienten nach Hüft-TEP wurden in PROTOS-II nicht ganz so gute Ergebnisse erzielt wie in PROTOS-I, obwohl die Verbesserungen gerade noch im „starken Bereich" liegen. Bei den Patienten nach Knie-TEP dagegen waren die Effekte noch etwas ausgeprägter als in PROTOS-I. Die geringen Effekte bei den Patienten in der Gruppe „Sonstige" stellen möglicherweise ein Artefakt dar, das durch eine unterschiedliche Diagnosenstruktur in dieser „Mischgruppe" und die relativ geringe Fallzahl in PROTOS-II verursacht wurde.

Die gleiche Auswertung wird in Abbildung 22 für Flexion, also die Beugungswinkel, in den Hüft- oder Kniegelenken dargestellt.

Abb. 22: Flexion: Aufnahme vs. Entlassung
PROTOS-I vs. PROTOS-II nach Diagnosegruppen

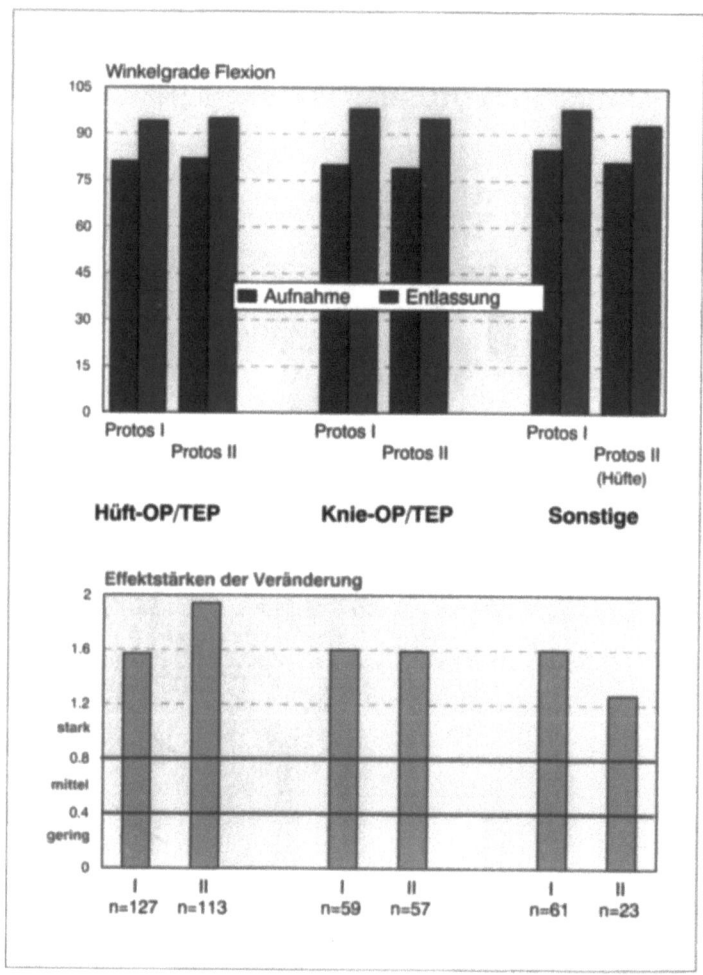

Wie die Abbildung zeigt, konnten hier in PROTOS-II ebenso wie in PROTOS-I in allen Gruppen ausgesprochen starke Effekte erzielt werden. Die höheren Effektstärken, die in PROTOS-II bei der Flexion der Hüftgelenke resultieren, gehen (bei gleichen Mittelwertsdifferenzen wie in PROTOS-I) darauf zurück, dass die Verbesserungen in PROTOS-II in etwas homogenerer Weise erzielt wurden.

Für die patientenseitige Ergebnismessung ist in Abbildung 23 als zusammenfassender Parameter der IRES-Summenscore „individuelle Belastung" in seiner zeitlichen Entwicklung von der Aufnahme zur Entlassung sowie zur 6-Monats-Katamnese dargestellt. Wie in Kap. 2.4 erläutert wurde, wird dieser Summenscore für jeden Patienten gebildet als Mittelwert aus allen IRES-Skalen, die zu Beginn der Rehabilitation im „auffälligen" oder „extrem auffälligen" Bereich lagen.

Abb. 23: IRES-Summenscore „individuelle Belastung"
Aufnahme vs. Entlassung vs. 6 Monate nach Entlassung
PROTOS-I vs. PROTOS-II nach Diagnosegruppen

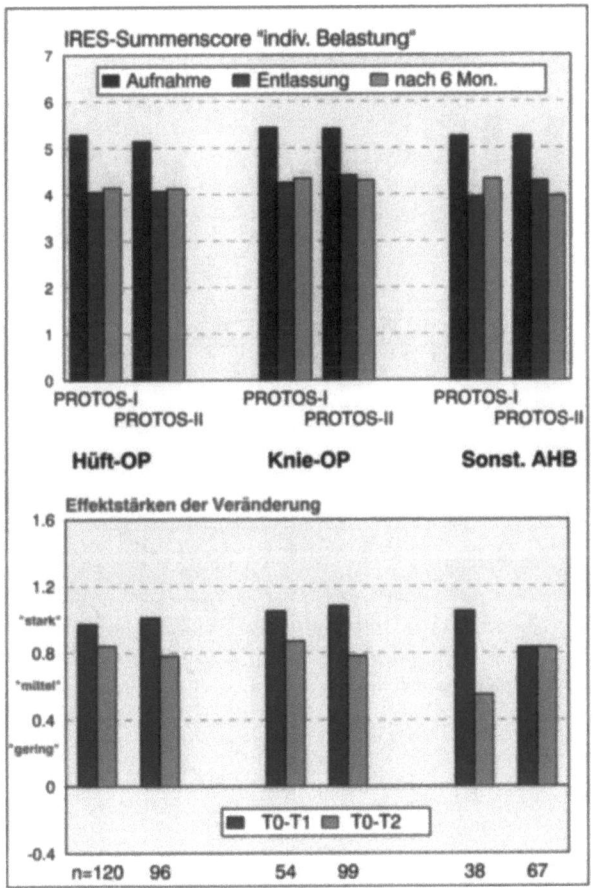

Für die beiden ersten Diagnosegruppen ergab eine zweifaktorielle Varianzanalyse weder für die Eingangsbelastung noch für die Veränderungen im Zeitverlauf einen signifikanten Unterschied zwischen den beiden Studien. Lediglich in der Untergruppe „Sonstige AHB", in der Patienten nach Bandscheiben-Operation, Amputationen, Frakturen etc.

zusammengefasst sind, waren die Effekte in PROTOS-II signifikant (p=0.032) besser als in PROTOS-I. Eine Erklärung dürfte darin zu suchen sein, dass die Diagnosenstruktur in dieser „Mischgruppe" zwischen beiden Studien recht unterschiedlich war. Die Fallzahlen waren allerdings zu gering, um eine gesonderte Auswertung für jede dieser Diagnosegruppen vornehmen zu können.

In der Abbildung 24 wird zusätzlich – diesmal für alle orthopädischen AHB-Diagnosen gemeinsam – untersucht, ob sich auf den verschiedenen Unterdimensionen des IRES-Fragebogens unterschiedliche Entwicklungen in den beiden Studien abzeichnen.

Abb. 24: Reha-Effekte nach Unterdimensionen des IRES-Fragebogens: PROTOS-I vs. PROTOS-II

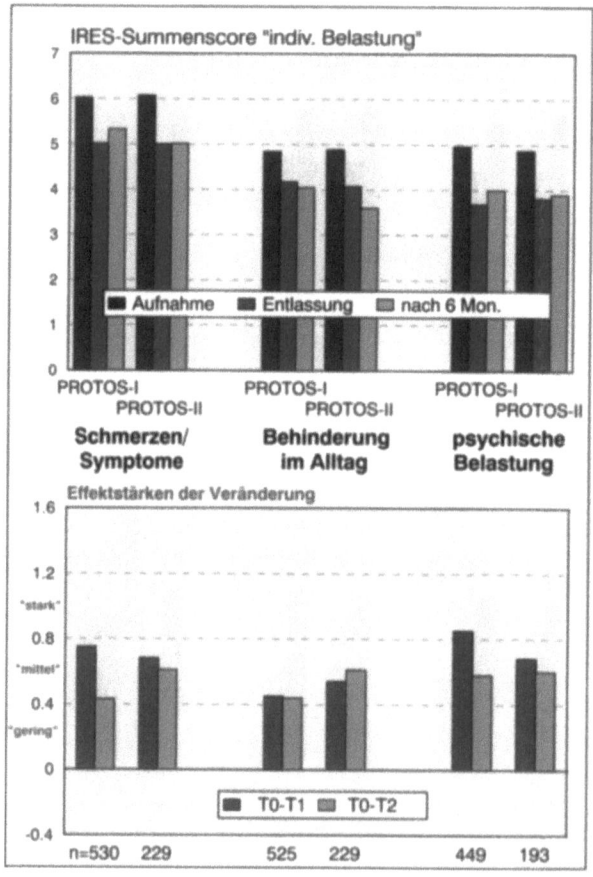

Dank der besseren Ergebnisse bei der 6-Monats-Katamnese sind in den Bereichen „Schmerzen/Symptome" und „Behinderung im Alltag" die Veränderungen im Zeitverlauf in PROTOS-II signifikant besser als in PROTOS-I (MANOVA: p=0.019 bzw. p=0.009). Für den Bereich „psychische Belastung" sind die Unterschiede zwischen beiden Studien – trotz der besseren unmittelbaren Effekte in PROTOS-I – statistisch nicht signifikant (p=0.164).

5.3 Klinikspezifische Auswertungen Orthopädie

Der orthopädische Teil dieses Berichts soll abgeschlossen werden durch Auswertungen, in denen geprüft wird, ob sich innerhalb der einzelnen Kliniken zwischen den beiden Studien Veränderungen ergeben haben. Aus diesem Grunde werden in den folgenden Abbildungen die Ergebnisse einer klinikspezifischen Prüfung der Ergebnisqualität aus den beiden Studien einander gegenübergestellt. Um die Darstellung übersichtlich zu halten, ist die Prüfung auf den „Leitparameter" des Summenscores „individuelle Belastung" des IRES-Fragebogens konzentriert worden und wird abschließend ergänzt durch eine Übersicht zur Veränderung der Hüftflexion bzw. Knie-Extension in den einzelnen Kliniken. Die Ergebnisse werden zunächst für alle AHB-Patienten und dann für die am häufigsten vertretenen Diagnosegruppen getrennt dargestellt. Diese Vorgehensweise dürfte sicherstellen, dass auch innerhalb der Kliniken nur vergleichbare Patienten aus den beiden Studien miteinander verglichen werden.

Abb. 25: **Klinik Nr. 212**
Summenscore „individuelle Belastung:
Aufnahme vs. Entlassung vs. 6-Monats-Katamnese
nach Diagnosegruppen

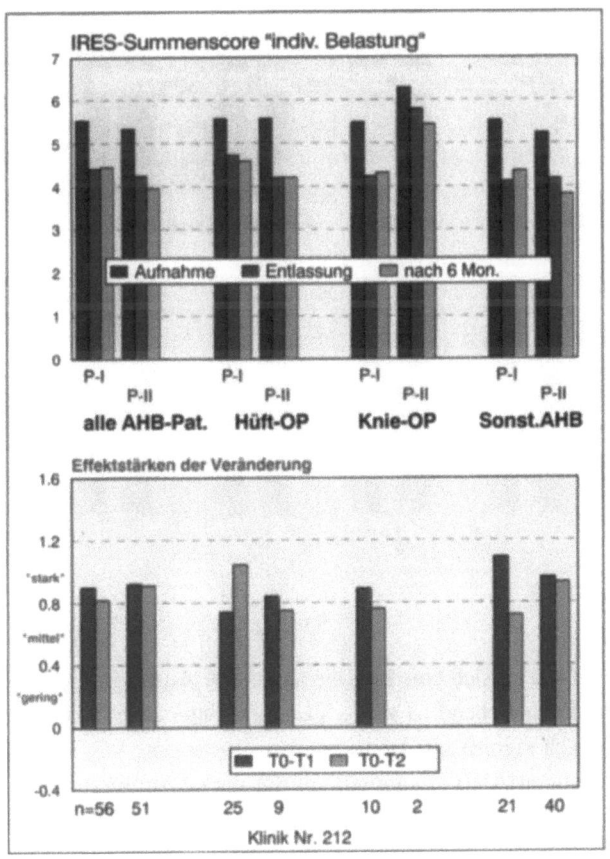

Bezogen auf alle AHB-Patienten wurden in PROTOS-II etwas bessere 6-Monats-Effekte erzielt als in PROTOS-I. Dieser Unterschied verfehlt jedoch knapp die Signifikanzgrenze von 5% (p=0.051). Bei den anderen Diagnosegruppen sind die Unterschiede zwischen beiden Studien in deutlicher Weise nicht signifikant. In der Gruppe der Patienten nach Knie-OP gab es zu beiden Erhebungen nur eine kleine Zahl von Patienten mit vollständigen Daten. Da dies in PROTOS-II nur für zwei Fälle zutraf, ist darauf verzichtet worden, eine Effektstärke der Veränderung zu berechnen.

Abb. 26: **Klinik Nr. 214**
Summenscore „individuelle Belastung:
Aufnahme vs. Entlassung vs. 6-Monats-Katamnese
nach Diagnosegruppen

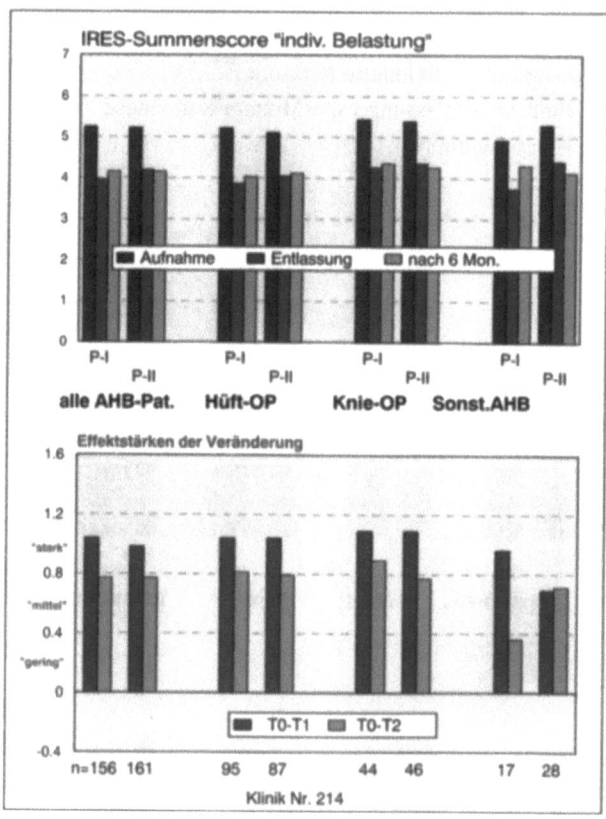

In der Klinik Nr. 214 zeigt sich eine beinahe identische Ausprägung der Veränderungen in beiden Studien. Entsprechend ist keiner geringen Unterschiede zwischen den beiden Erhebungen statistsch signifikant. Der scheinbare Vorsprung von PROTOS-II bei den Patienten mit „sonstigen AHB-Diagnosen" dürfte darauf zurückzuführen sein, dass in dieser „Mischgruppe" in PROTOS-II eine andere Diagnosenstruktur bestand als in PROTOS-I.

Kap. 5: Ergebnisse III: Orthopädische Kliniken - 33-

Um auch die arztseitige Ergebnismessung in den klinikspezifischen Vergleich der beiden Studien einzubeziehen, sind in den Abbildungen 27 und 28 die Veränderungen des Streckdefizits im Knie bzw. des Beugewinkels in der Hüfte dargestellt.

<u>Abb. 27:</u>   Winkelgrade der Knie-Extension: Aufnahme vs. Entlassung
PROTOS-I (beide Kliniken) vs. PROTOS-II (nach Kliniken)

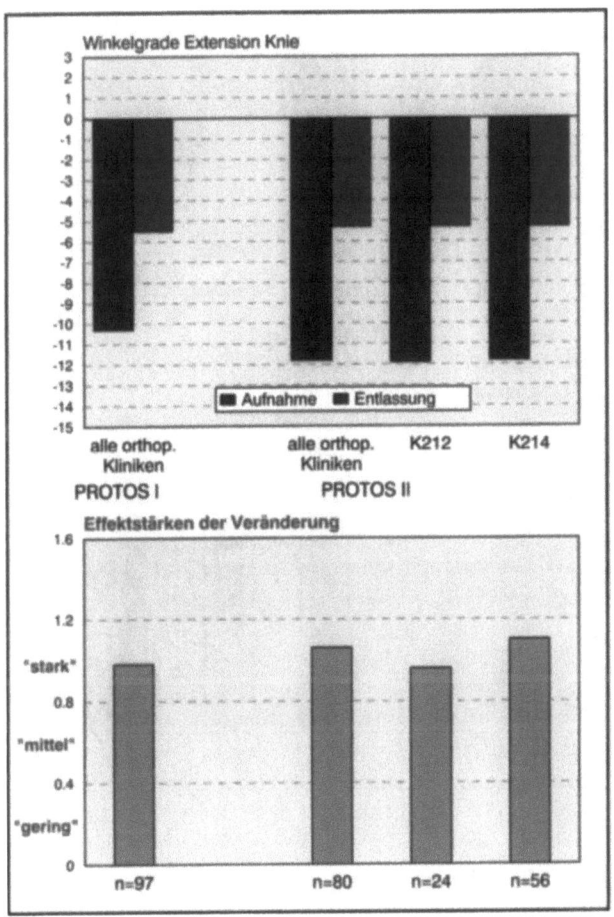

Im Durchschnitt beider Kliniken haben sich die Streckdefizite des Knies in PROTOS-II geringfügig (aber nicht signifikant) stärker verbessert als in PROTOS-I. Die Unterschiede zwischen den beiden Kliniken in PROTOS-II sind ebenfalls statistisch nicht signifikant.

Kap. 5: Ergebnisse III: Orthopädische Kliniken

Abb. 28: Winkelgrade der Hüft-Flexion: Aufnahme vs. Entlassung
PROTOS-I (beide Kliniken) vs. PROTOS-II (nach Kliniken)

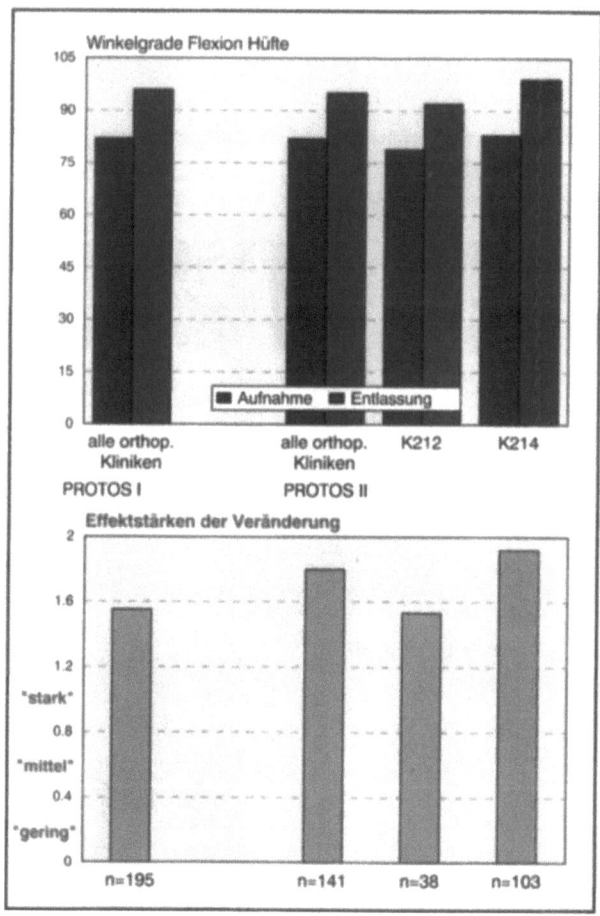

Bei der Beugung des Hüftgelenks konnten im Durchschnitt der beiden Kliniken in PROTOS-II signifikant (p=0.033) etwas bessere Ergebnisse erzielt werden als in PROTOS-I. Für diesen Parameter war auch der Unterschied zwischen den beiden Kliniken in PROTOS-II statistisch signifikant (p=0.008).

Diese abschließende Auswertung zeigt damit noch einmal den generellen Trend der Vergleiche zwischen den beiden Studien an: Die Ergebnisqualität der Rehabilitationsmaßnahmen hat sich in den untersuchten Kliniken nach Einführung der Fallpauschalen auf allen geprüften Parametern gegenüber der früheren Erhebung sicherlich nicht verschlechtert. Der Tendenz nach ist eher eine leichte Verbesserung der Effekte gegenüber der früheren Untersuchung festzustellen.

Literatur

Campbell, D.T., Kenny, D.A. (1999): A Primer on Regression Artifacts, The Guilford Press, New York

Evans, R. L., Halar, E. M., Hendricks, R. D., Lawrence, K. V., Kirk, C., Bishop, D. D. (1990): Effects of prospective payment financing on rehabilitation outcome. International Journal of Rehabilitation Research 13, 27-35

Faul, F., Erdfelder, E. (1992): GPOWER, Vers. 2.0. erdfelder@uni-bonn.de

Gerdes, N. & Jäckel, W.H. (1995): Der IRES-Fragebogen für Klinik und Forschung. Die Rehabilitation, 34, S. XIV-XXIV

Gerdes, N, Zwingmann, Ch, Bührlen, B, Jäckel, W.H, Stier, R, Zwingmann, E. (1998): Ein Theoriemodell der Rehabilitation. Unveröffentlichtes Manuskript, Hochrhein-Institut Bad Säckingen.

Gerdes, N., Weidemann H., Jäckel, W.H. (Hrsg) (2000): Die PROTOS-Studie. Ergebnisqualität stationärer Rehabilitation in 15 Kliniken der Wittgensteiner Kliniken Allianz. Steinkopff Verlag, Darmstadt

Neubauer, G., Nowy, R.: Fallpauschalen in der medizinischen Rehabilitation. Ergebnisbericht zur wissenschaftlichen Begleitforschung im Jahre 1998. (Unveröffentlichter Bericht), Institut für Gesundheitsökonomik, München, März 1999

WHO (1997): International Classification of Impairments, Activities, and Participation. Beta-1 Draft for Field Trials, World Health Organization, Genf (www.who.ch/icidh)

WHO (1998): Internationale Klassifikation der Schäden, Aktivitäten und Partizipation. Beta-1 Entwurf zur Erprobung. Deutschsprachiger Entwurf. (www.ifrr.vdr.de)

6 GESUNDHEITSÖKONOMISCHE EVALUATION
G. Neubauer, R. Nowy

Für Einrichtungen der Wittgensteiner Kliniken Allianz (WKA) wurden im Jahre 1997 Rehabilitationsbehandlungsgruppen für die Gebiete Orthopädie und Kardiologie definiert und darauf basierend Rehabilitationsfallpauschalen kalkuliert. Seit dem 01.01.1998 werden in den Kliniken der WKA die Leistungen in den Bereichen Orthopädie und Kardiologie mit den großen Ersatzkassen (Barmer Ersatzkasse, Deutsche Angestellten Krankenkasse, Techniker Krankenkasse) über Fallpauschalen abgerechnet. Diese der Zeit vorauseilende Entwicklung kann unter dem Blickwinkel der vorgesehenen Einführung von DRG-Fallpauschalen für Krankenhäuser als wegweisende Arbeit gesehen werden.

6.1 Ergebnisse der gesundheitsökonomischen Begleitforschung

Wie schon im Jahr 1998 wurden auch im Jahr 1999 in folgenden vier kardiologischen Rehabilitationskliniken Rehabilitationsfallpauschalen zur Leistungsabrechnung eingesetzt:

- Herz-Kreislaufklinik in Bad Berleburg
- Baumrain-Klinik in Bad Berleburg
- Theresienklinik II in Bad Krozingen
- Klinik „Am Stiftsberg" in Grönenbach.

Rehabilitationsfallpauschalen für den Bereich Orthopädie wurden in folgenden beiden WKA-Einrichtungen abgerechnet:

- Baumrain-Klinik in Bad Berleburg
- Theresienklinik II in Bad Krozingen.

Die Gesamtzahl der Patienten, deren Behandlung in den oben genannten Einrichtungen im Jahre 1999 über Rehabilitationsfallpauschale erfolgte und Versicherte der beteiligten Ersatzkassen sind, beträgt **2.325 Patienten**. Diese verteilen sich mit

- 1.382 Patienten auf den Bereich der Kardiologie und mit
- 943 Patienten auf das Gebiet der Orthopädie.

Im Jahre 1998 wurden im Bereich der Kardiologie noch 1.477 Patienten in das Projekt einbezogen. Somit hat die Patientenzahl in den kardiologischen Rehabilitationsbehandlungsgruppen um 95 Patienten im Jahre 1999 gegenüber dem Jahre 1998 abgenommen.

Kap. 6: Gesundheitsökonomische Evaluation

Im Bereich der Orthopädie wurden wie in der Kardiologie im Berichtszeitraum 1999 weniger Patienten in das Projekt einbezogen. Es mußte eine Reduzierung der Fallzahlen um 254 Patienten gegenüber dem Jahre 1998 (1.197 Patienten) konstatiert werden.

In den beiden Jahren 1998 und 1999 wurde somit in den genannten Kliniken insgesamt die Behandlung von 4.999 Patienten über Rehabilitationsfallpauschalen abgerechnet.

Die gebildeten Rehabilitationsbehandlungsgruppen und die nach den beiden Fachgebieten differenzierten Verteilungen im Jahr 1999 sind aus den folgenden Abbildungen ersichtlich.

Abb. 1: Verteilung der Patienten auf die kardiologischen Rehabilitationsbehandlungsgruppen

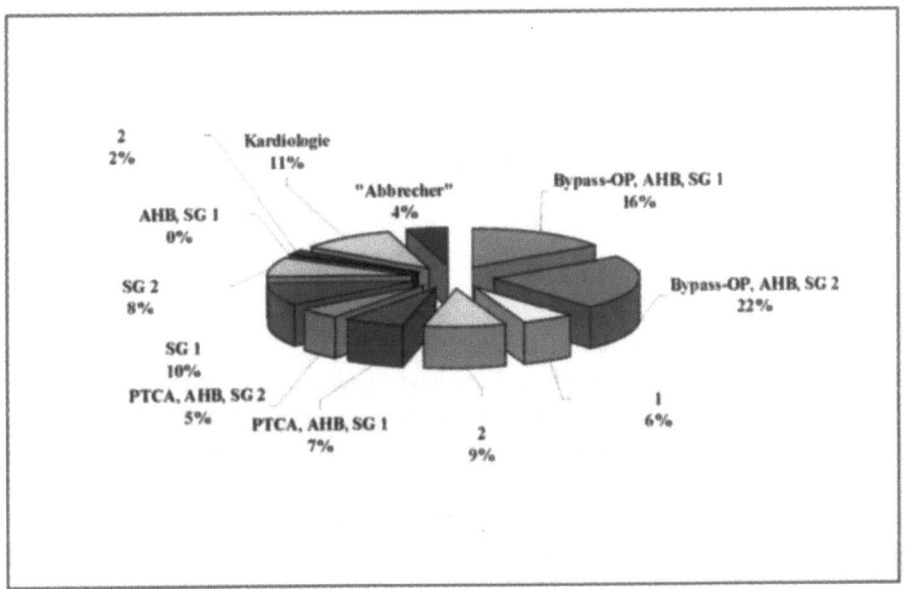

SG 1 = Schweregrad 1

SG 2 = Schweregrad 2

Abb. 2: Verteilung der Patienten auf die orthopädischen
Rehabilitationsbehandlungsgruppen

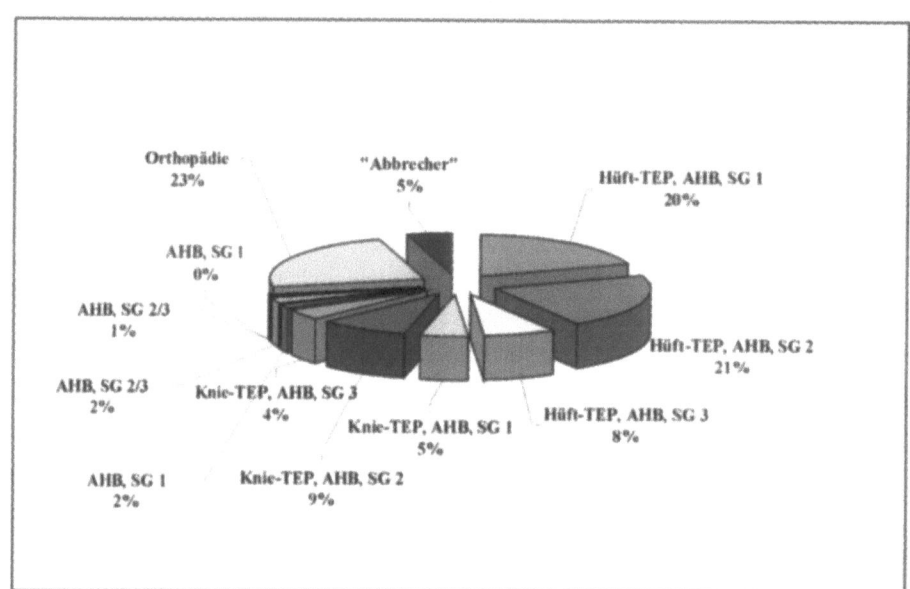

Mit Ausnahme der Fallgruppen „Bypass-OP, AHB, SG 1" und „Kardiomyopathie, AHB, SG 1" sowie der Restpauschale Kardiologie nahm das durchschnittliche Alter der Patienten bei sämtlichen Rehabilitationsbehandlungsgruppen z.T. erheblich zu. Bereits im Bericht für das Jahr 1998 konnte eine deutliche Zunahme des Alters der Patienten im Jahre 1998 gegenüber dem Zeitraum der Evaluation der Studienergebnisse festgestellt werden. Diese Ergebnisse sind mit unseren Erfahrungen aus anderen Projekten vergleichbar. In den meisten Herzkliniken werden immer ältere Patienten operiert, was sich auch auf die Altersstruktur der Patienten in kardiologischen Rehabilitationskliniken auswirkt.

Für den Bereich der Orthopädie konnten ähnliche Entwicklungen festgestellt werden. So beträgt das Durchschnittsalter der Patienten in den Hüft-TEP- und Knie-TEP-Fallgruppen über 70 Jahre.

Bereits im Jahr 1998 konnten bei den meisten Fallgruppen Absenkungen der durchschnittlichen Verweildauern der Patienten festgestellt werden. Auch im Jahr 1999 wurde dieser Trend bei beiden Fachgebieten fortgesetzt.

6.2 Bildung von Schweregraden

Die Bildung von Schweregraden innerhalb der einzelnen Rehabilitationsbehandlungsgruppen war ein wesentlicher Inhalt dieses Projektes. Jedoch bestehen genau an dieser Stelle Ansatzpunkte für Kritik seitens der Kostenträger, da diese eine gewisse Manipula-tionsanfälligkeit vermuten. In Abstimmung mit dem Medizinischen Dienst der Krankenversicherung die Abgrenzungskriterien weiterentwickelt, da hierfür aufgrund von den Krankenkassen veranlaßten Überprüfungen Bedarf ermittelt wurde.

Betrachtet man die Rehabilitationsbehandlungsgruppen „Bypass-OP, AHB", „PTCA, AHB" sowie „Myokardinfarkt, AHB" zeigen unsere Auswertung Ergebnisse, die von vielen Kostenträgern hier nicht unbedingt erwartet werden. Es wird nämlich deutlich, daß in diesen drei Fallgruppen eine Verschiebung zum niedrigeren Schweregrad und damit zu einer geringeren Vergütung eingetreten ist. Diese Veränderung ist zwar nicht besonders ausgeprägt, dennoch eher unerwartet.

In Abweichung zum Bereich der Kardiologie, wo die Bildung von zwei Schwergradgruppen erfolgte, wurden in der Orthopädie für die Rehabilitationsbehandlungsgruppen „Hüft-TEP, AHB" und „Knie-TEP, AHB" drei Schweregrade als sinnvoll erachtet. Für die anderen beiden Fallgruppen, die von der Höhe der Fallzahlen weit weniger Bedeutung besitzen, wurden zwei Schweregrade als ausreichend erachtet.

Für die Orthopädie gilt das für die Kardiologie gesagte: Die Patienten werden – insbesondere in den Fallgruppen mit hohen Fallzahlen – nicht tendenziell der höheren Schweregradgruppe zugeordnet. Auch bei der Orthopädie ist wie schon beim Bereich der Kardiologie keine einheitliche Tendenz festzustellen. Jedoch zeigt sich bei den zahlenmäßig starken Fallgruppen eine eindeutige Verschiebung zu den beiden höheren Schweregraden. Ein Grund für diese Veränderungen könnte unter Umständen das deutlich höhere Durchschnittsalter der Patienten und die damit häufig verbundene Multimorbidität sein.

6.3 Entwicklung der Preise der Rehabilitationsfallpauschalen seit Projektbeginn

Im Jahre 1997 wurden vom Institut für Gesundheitsökonomik sämtliche für dieses Projekt gültigen Rehabilitationsfallpauschalen auf einer breiten empirischen Basis kalkuliert. Die daraufhin verhandelten Preise hatten Gültigkeit seit dem 01.01.1998. Um die geänderten Rahmenbedingungen und die Reduzierung der Verweildauer zu berücksichtigen, wurden die Preise zum 01.04.1998 sowie zum 01.01.1999 angepaßt.

Die prozentuale Reduzierung seit Projektbeginn bis zum 01.01.1999 lag im Bereich der Kardiologie zwischen 1,54% und 6,88%. Die Restpauschale Kardiologie wurde zwar zum 01.04.1998 um 2,37% abgesenkt, jedoch wurde sie zum 01.01.1999 um 4,2% angehoben. Daraus resultiert eine Anhebung der Restpauschale seit Projektbeginn um 1,73%. Die prozentuale Absenkung der Preise der orthopädischen Rehabilitationsfallpauschalen seit Projektbeginn lag insgesamt zwischen 1,69% („Amputation u.E., AHB, S 1") und 10,24% („Knie-TEP, AHB, S 3").

6.4 Zusammenfassung der Ergebnisse

Die Patientenzahl in den kardiologischen Rehabilitationsbehandlungsgruppen hat im Jahr 1999 gegenüber dem Jahr 1998 um 6,4% auf 1.382 Patienten abgenommen. Bereits im Jahre 1998 zeigte sich ein deutlicher Anstieg des durchschnittlichen Alters der Patienten in beiden Indikationsgebieten. Dieser Trend setzte sich auch im Jahre 1999 fort. Im Bereich der Kardiologie stieg das Durchschnittsalter bei Patienten fast aller Rehabilitationsbehandlungsgruppen nochmals deutlich an. Knapp 50% der im Bereich Kardiologie behandelten Patienten war zwischen 70 und 80 Jahre alt. Bei etwas über 9% wurde ein Alter von über 80 Jahre dokumentiert. Auch bei den orthopädischen Rehabilitationsbehandlungsgruppen ist fast durchweg ein Anstieg des Durchschnittsalters festzustellen. Ebenfalls etwa 50% der orthopädischen Patienten wiesen zum Zeitpunkt der Behandlung in der Rehabilitationseinrichtung ein Alter zwischen 70 und 80 Jahren auf, erstaunlicherweise waren sogar über 19% der Patienten im Bereich der Orthopädie über 80 Jahre alt.

Die Tendenz zur Reduzierung der Verweildauer, der schon 1998 zu erkennen war, setzte sich auch im Jahre 1999 fort. Im Bereich der Kardiologie wurde die durchschnittliche Verweildauer der Patienten zwischen 0,8 und 4,0 Tagen reduziert.

Von großer Bedeutung ist die Beobachtung der Veränderung der Schweregradverteilung. Bei beiden Indikationsgebieten ist jedoch keine eindeutige Tendenz auszumachen, d.h. es ist nicht festzustellen, daß die Patienten zunehmend einem höheren Schweregrad zugeordnet werden.

Ein Blick auf die Entwicklung der Preise der Rehabilitationsfallpauschale zeigt, daß sämtliche, mit Ausnahme der Restpauschale Kardiologie, seit Projektbeginn zum Teil deutlich abgesenkt wurden. Damit wird auch der in den Rehabilitationskliniken vorgenommenen Verweildauerreduzierung Rechnung getragen.

Zusammenfassend kann die Entwicklung des Projektes auch im Jahre 1999 als erfolgreich bezeichnet werden. Eventuell zu erwartende negative Auswirkungen durch die Einführung von Fallpauschalen konnten im Rahmen dieser wissenschaftlichen Begleituntersuchung nicht festgestellt werden. Im Laufe des Jahres 1999 erfolgte eine Änderung bzw. Anpassung der Abgrenzungskriterien zur Schweregradeinteilung in Kooperation von Ärzten der Wittgensteiner Kliniken Allianz mit Ärzten des medizinischen Dienstes der Krankenversicherung.

In einem von der Bundesversicherungsanstalt für Angestellte im Rahmen des Förderschwerpunktes Rehabilitationswissenschaften finanzierten Forschungsprojektes wird derzeit unter Anwendung geeigneter statistischer Verfahren untersucht, ob die Schweregradeinteilung mit Hilfe anerkannter Instrumente präzisiert werden kann. Erste Ergebnisse sind jedoch erst bis Mitte 2001 zu erwarten.

6.5 Ausblick

In einem parallel durchgeführten Projekt konnte gezeigt werden, daß auch die Verbindung von Rehabilitationsfallpauschalen mit Akutfallpauschalen zu sogenannten Komplexpauschalen möglich und sinnvoll ist. Eine Ausweitung dieses Projektes in diese Richtung erscheint deshalb aus unserer Sicht überlegenswert.

Weiterhin konnte vom Institut für Gesundheitsökonomik in einem Projekt dargestellt werden, daß auch für das Indikationsgebiet Neurologie/Neurochirurgie die Entwicklung von Rehabilitationsfallpauschalen möglich ist. Jedoch sollte man sich hierbei zunächst auf einzelne Indikationen und Phasen der Neurologie konzentrieren, da teilweise die Streuung der Verweildauer eine Bildung von Fallpauschalen aus unserer Sicht nur bedingt zuläßt.

Ebenfalls interessant erscheint uns die Entwicklung von Rehabilitationsfallpauschalen für den Bereich der Psychosomatik. In einer Fortsetzung dieses Projektes und aufbauend auf diesen Erkenntnissen sollten hierzu die nächsten Schritte unternommen werden. Gerade aufgrund der flächendeckenden Einführung von DRG-Fallpauschalen für Krankenhäuser ab dem Jahr 2003 halten wir es für erforderlich und sinnvoll, auch für die Rehabilitation ein flächendeckendes, fallbezogenes Vergütungssystem zu entwickeln und einzuführen.

Literaturverzeichnis

AG Reha-Ökonomie im Förderschwerpunkt Rehabilitationswissenschaften (1999). Ökonomische Evaluation in der Rehabilitation. Teil I und II, in: Förderschwerpunkt „Rehabilitationswissenschaften", VDR, DRV-Schriften Band 16, 103-246.

Neubauer, G., Nowy, R., Rehermann, P. (1997). Fallpauschalen in der medizinischen Rehabilitation orthopädischer Patienten der Klinik am Park, Bad Sassendorf. Zusammenfassender Bericht zum Forschungsprojekt. (unveröffentlichter Projektbericht)

Neubauer, G., Nowy, R. (1998). Konzepte zur Kosten- und Nutzentransparenz in der Rehabilitation, in: f&w führen und wirtschaften im Krankenhaus 4/98, S. 341-345.

Neubauer, G., Nowy, R. (1998). Komplexpauschalen für die Akut- und Rehabilitationsbehandlung in der Orthopädie. Ergebnisbericht zum Forschungsprojekt in Zusammenarbeit mit der Klinikgruppe Schön. (unveröffentlichter Projektbericht)

Neubauer, G., Nowy, R. (2000). Fallpauschalen in der neurologischen/neurochirurgischen Rehabilitation. Ergebnisbericht zum Forschungsprojekt in Zusammenarbeit mit der Wittgensteiner Kliniken Allianz. (unveröffentlichter Projektbericht)

Neubauer, G., Mayer, R. (2000). Fallbezogene Vergütung der Rehabilitationsleistungen. In: Bengel, J., Jäckel, W. (Hrsg.), Zielorientierung in der Rehabilitation – Rehabilitationswissenschaftlicher Forschungsverbund Freiburg/Bad Säckingen.

Neubauer, G., Mayer, R. (2000). Entwicklung der Grundlagen für eine fallbezogene Vergütung der Rehabilitationsleistungen. VDR, DRV-Schriften Band 20, 113-116.

Neubauer, G., Nowy, R. (2000). Wege zur Einführung eines leistungsorientierten und pauschalierenden Vergütungssystems für operative und konservative Krankenhausleistungen in Deutschland. Gutachten im Auftrag der Deutschen Krankenhausgesellschaft.

Neubauer, G., Nowy, R. (2000). Fallpauschalen in der medizinischen Rehabilitation. Ergebnisbericht zur wissenschaftlichen Begleitforschung im Jahre 1999. Projekt in Zusammenarbeit mit der Wittgensteiner Kliniken Allianz. (unveröffentlichter Projektbericht)

Neubauer, G., Nowy, R. (2000). Komplexpauschalen für die Akut- und Rehabilitationsbehandlung in der Herzchirurgie. Bericht zum Modellversuch zwischen der AOK Baden-Württemberg, dem Herz-Zentrum Bad Krozingen und der Theresienklinik Bad Krozingen. (unveröffentlichter Projektbericht)

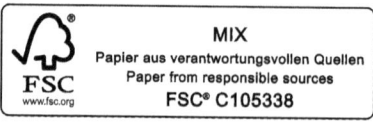

If you have any concerns about our products,
you can contact us on
ProductSafety@springernature.com

In case Publisher is established outside the EU,
the EU authorized representative is:
**Springer Nature Customer Service Center GmbH
Europaplatz 3, 69115 Heidelberg, Germany**

Printed by Libri Plureos GmbH
in Hamburg, Germany